医院五常法管理与实例精粹

SPM 南方出版传媒

广东科技出版社 | 全国优秀出版社

·广州·

图书在版编目（CIP）数据

医院五常法管理与实例精粹 / 黄惠根主编. —广州：广东
科技出版社，2021.8
ISBN 978-7-5359-7662-8

Ⅰ. ①医… Ⅱ. ①黄… Ⅲ. ①医院—管理—研究
Ⅳ. ①R197.32

中国版本图书馆CIP数据核字（2021）第100478号

医院五常法管理与实例精粹

Yiyuan Wuchangfa Guanli Yu Shili Jingcui

出 版 人：朱文清
责任编辑：李 芹
封面设计：友间文化
责任校对：杨崚松
责任印制：彭海波
出版发行：广东科技出版社
　　　　　（广州市环市东路水荫路11号　邮政编码：510075）
销售热线：020-37592148 / 37607413
http://www.gdstp.com.cn
E-mail：gdkjcbszhb@nfcb.com.cn
经　　销：广东新华发行集团股份有限公司
印　　刷：广州市东盛彩印有限公司
　　　　　（广州市增城区新塘镇太平十路二号　邮政编码：510700）
规　　格：787mm×1092mm　1/16　印张10　字数200千
版　　次：2021年8月第1版
　　　　　2021年8月第1次印刷
定　　价：68.00元

如发现因印装质量问题影响阅读，请与广东科技出版社印制室联系调换
（电话：020-37607272）。

《医院五常法管理与实例精粹》
编委会

主　编　黄惠根

主　审　耿庆山

副主编　陈　凌　赖伟华　崔　虹　黄红友

　　　　余红春　王华军

编　委 （按姓氏笔画为序）

　　　　尹　燕　田　杏　邝惠冰　李惠平

　　　　刘沛珍　许智红　别逢桂　陈秀梅

　　　　陈佩玲　陈淑德　林丽霞　林秋晓

　　　　杨　轶　杨满青　杨海轶　房惠敏

　　　　赵丽洁　柳　颖　常后婵　黄　芳

　　　　黄敏清　黄蝶卿　符　霞　曾秀群

摄　影　肖　珍　余红春　古　思

主编简介

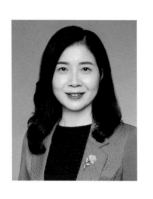

黄惠根　主任护师，硕士生导师，广东省人民医院副院长，南方医科大学、汕头大学医学院、广东药科大学等硕士生导师。

兼任广东省护理学会理事会副理事长，广东省护理学会行政管理委员会主任委员，广东省卫生经济学会护理分会会长，广东省医疗安全标准化委员会副主任委员，《中国护理管理》《护理研究》《护理学杂志》《现代临床护理杂志》等编委。

2000年获国家出国留学基金资助到德国留学1年。曾任广东省人民医院护理部主任、人事处处长。长期从事临床护理、人事管理、医院管理、教学科研等工作27年，作为护理学科带头人带领团队获首批国家临床护理重点专科及全国优质护理服务考核优秀医院。熟悉医院人事组织及总务工作，在人力资源管理、绩效考核、人才队伍建设、后勤管理等方面具有丰富的管理经验。

主持和主要参与承担省部级科研项目23项，获发明专利2项；发表学术论文70余篇，主编及参编出版专著12部；担任国家级及省级继续教育项目10余项。荣获"全国先进科技工作者"、首届"全国优秀护理部主任"、"广东医院优秀管理干部"、新时期广东省杰出女科技工作者等多项荣誉。

主审简介

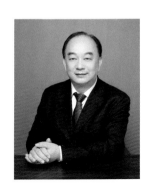

耿庆山　主任医师，博士生研究生导师，广东省人民医院党委书记，华南理工大学、中山大学和南方医科大学兼职教授，国家卫生健康突出贡献中青年专家，享受国务院政府特殊津贴专家，广东省医学领军人才。

兼任中国老年医学学会副会长、中国医师协会心身医学专业委员会主任委员、中国康复医学会心血管病专业委员会副主任委员等。历任中华医学会行为医学分会副主任委员、广东省行为医学与心身医学会主任委员等。担任*Heart and Mind*主编、《中国老年学杂志》副主编、《中华行为医学与脑科学杂志》副主编。

曾在美国哈佛大学、加州大学洛杉矶分校和加州大学Berkeley分校学习。长期从事临床医疗、教学、科研和医疗保健工作。研究领域涉及：①心血管内科领域，内科心血管病的基础、临床和流行病学的研究。②心身医学领域，心身疾病的发病机制及其干预的研究。③行为医学领域，行为活动与疾病发生、预防、治疗的研究。④医学科普，医学科普内容的创作与普及。⑤现代医院管理，医院发展战略、医院品牌战略、成本管理、医疗服务价格管理、医院流程再造与优化、医疗保险、医学技术评估、医疗服务模式等的研究。特别是在心身医学和行为医学方面有较深入研究及独到见解，积极倡导整体整合医疗、全程关爱，强调心身同治。

承担各级各类科研项目近30项，获广东省科技进步奖一等奖、二等奖和三等奖各1项，发明专利2项；发表学术论文近200篇，主编或参编专著20余部。

序 言
Preface

　　什么是五常法管理？对普通群众来说，这也许是一个陌生的概念，但对广东省人民医院的医务人员来说，"常组织、常整顿、常清洁、常规范、常自律"这十五个字，必定铭刻于心。

　　一直以来，改革公立医院管理体制、运行机制和监管机制都是深化医疗卫生体制改革中的重点，各大医院也都致力于提高医疗服务水平，努力实现专业化、精细化管理。在医疗环境不断变化、医院普遍在探索管理经验的前提下，探索能够广泛适用于医疗服务的管理方法就成了当务之急。2001年，五常法管理刚被运用于医疗行业不久，在广东省人民医院原护理部钟华荪主任的带领下，黄惠根同志及其团队敢为人先，发扬改革精神、勇做排头兵，积极引进医院五常法管理进行试点并全院推行。至今，五常法管理在本院应用已有20年，早已渗透至员工心中，也体现在医院日常工作的细节里。身处医院，目之所及可见整洁的环境和摆放有序的物品，规范化的常态管理使得诊疗效率显著提升，极大地改善了患者的就诊体验。这些创新实践令全国同行慕名而来，多家医院共同学习、改进五常法管理，促进了五常法管理在全国各个医院的推行。

五常法管理的法则看似简单，但在实施过程中仍需要不断根据实际进行调整和规范，故经验的积累尤为重要。在多年应用五常法管理的过程中，广东省人民医院积累了大量案例并进行了归纳和总结，大家的心血凝成《医院五常法管理与实例精粹》一书。本书对五常法管理的相关问题有完整解答，当对希望提升医院服务水平的医务工作者尤其是医院管理者有所帮助。真诚地希望五常法管理能在将来更多、更深入地被探索和运用到医院的各项管理之中，也希望该书能够成为医院管理者行之有效的管理工具，不断地提升医院服务品质，更好地为保障人民群众健康出力。

2021年3月

前 言
Preface

　　进入21世纪的第二个10年，我国医疗水平较过去有了显著的提升，医疗资源更是有了从量到质的飞越。在较为发达的地区，高精尖的人才、先进齐全的设备和宽敞明亮的大楼已成为各大医院的"标准配备"。

　　然而，仍有越来越多的"看病难"的声音在社会上出现。为什么医院规模不断扩张、医疗设备越来越高端、医护人员越来越专业也无法解决患者"看病难"的问题？从患者的角度来看，就医体验往往取决于候诊时间、医护专业水平和缴费取药的便利程度这几个方面，仅通过更新硬件，无法有效提升患者就医体验。同时，为治病救人，医护人员须时刻保持快速高效的应对能力，这对医院的环境和管理提出了更高的要求：流程衔接应流畅无卡顿，药品、设备存放应一目了然，人员间沟通应顺畅从容。这样，才能在各种状况下尽最大可能挽救患者的生命。

　　正是为了提升患者体验、提高救治水平，广东省人民医院引进了五常法对医院进行管理。五常法管理起源于日本，最初主要应用于企业、酒店及餐饮等行业，由于它能有效降低成本、提高效率、保障安全并改善环境，逐渐被全世界多个行业引入管理制度。1998年，香港玛嘉莉医院及屯门医院率先将五常法管理运用到医疗行业。广东省人民医院于2001年引进五常法，在眼科和骨科试点成功后，于2005年在全院推行五常法管理，为内地首家引进并推行五常法管理的医院。此后，我院持续应用五常法管理，逐步建立了完善的医院五常法管理实施、审核及评价体系。在推行五常法管理后的几年内，医院管理已成效初显：院内物品放置有序，诊疗环境整洁明净，员工管理参与度显著提高。这使得医护人员的工作效率和服务质量均显著提升，有效地保障了患者的医疗安全，极大地提高了患者的就医体验。

基于实施推广五常法管理的成功经验，我院于2011年组织专家编写了《护理五常法手册》，深受读者好评。随着五常法管理的应用范围和管理方法的不断更新，初版的《护理五常法手册》已不再符合现今的要求，因此，我院于2019年再次组织专家重新梳理经验，更新修订了五常法管理的实施标准，并收录大量的优秀管理实例，历时两年，编写了这本《医院五常法管理与实例精粹》。本书从医院管理的视角，图文并茂地介绍了医院五常法从试行到实施的经验，可作为医院质量管理之参考；书中罗列大量管理实例，可供读者比对总结；书中附有规范的管理标识，并列出质量评比标准，可操作性强，易于参照实施。

本书的出版，旨在推广医院五常管理法的经验，为广大医务工作者提供力所能及的帮助。另外，虽经多次讨论和修正，但限于时间和水平，书中瑕疵在所难免，敬请广大读者谅察并惠正。本书在编写过程中，得到我院众多专家的大力支持及帮助，在此一并表示衷心感谢！

2021年3月

目 录
Contents

第四章　医院专题五常法管理及实例精粹　/ 101

第五章　医院五常法管理改善实例精粹　/ 117

第一章
医院五常法管理的
基本要素及实施意义

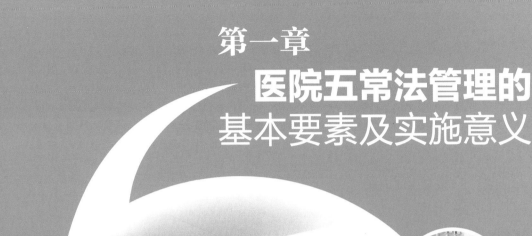
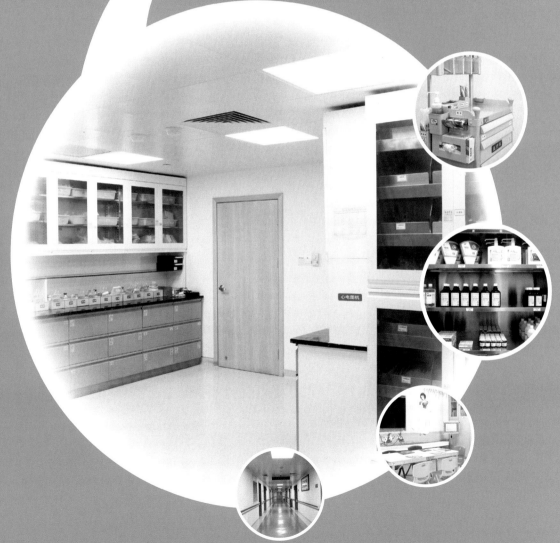

第一节　医院五常法管理的基本要素

　　五常法管理是指常组织、常整顿、常清洁、常规范和常自律，用来创造和维持良好工作环境的一种现场管理方法，在保障安全及卫生、提高品质及效率、维护形象等方面发挥了显著的管理作用。医院五常法管理指医院采用五常法对药品、物品、仪器、设备及环境进行的一种现场管理。通过开展"常组织"进行物品整理、分类及分层，通过"常整顿"实施物品定名、定量、定位，开展"常清洁"保持环境整洁干净，通过"常规范"建立标准，督促医务人员养成"常自律"的好习惯，最终形成良好的医院管理文化。

一　常组织

1．常组织的概念

　　常组织是对物品进行整理、分类及分层的过程，是医院五常法管理的第一步，也是环境改善的开始。

2．常组织的作用

　　通过常组织，工作现场仅保留必需物品，及时清理非必需物品，杜绝过期物品，减少性能不完好的设备带来的安全隐患，同时腾出更多的空间来放置必需物品，充分满足临床工作的需要。

3．常组织的实施关键

　　（1）清点物品：对工作现场的所有物品进行全面检查和清点。

　　（2）制定标准：根据临床需要，制订必需物品和非必需物品的判别标准。

　　（3）及时清除：将非必需物品移除工作现场，腾出空间。

　　（4）合理保留：保留必需物品，并合理设置最小的日常用量。

　　（5）分类分层：对必需物品根据种类和使用频率分类。

4．物品的判别标准

（1）必需物品：工作中必需配备、使用频率较高且性能完好的物品，如急救车内，必需物品有急救药品、注射器、注射液、吸痰用物、吸氧用物、复苏球囊、气管插管用物及手电筒等。

（2）非必需物品：使用频率低、过期变质、性能不完好、用途不明确的物品及私人物品等，如治疗室内，医务人员的水杯、过期的药品、损坏的仪器、标识模糊的液体等。

5．常组织的典型实例

电脑及文件盒的常组织情况如图1-1-1和图1-1-2所示。

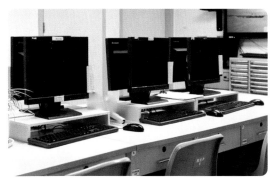
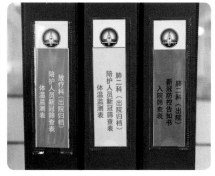

图1-1-1　电脑桌　　　　　　　　　图1-1-2　文件盒

 常整顿

1．常整顿的概念

常整顿是对常组织保留下来的必需物品实施定名、定量和定位的管理过程，通过对各类物品进行规范标识，设置合理的存放数量，并确定具体的摆放位置，从而达到物品取放井然有序的成效。

2．常整顿的作用

通过常整顿，各类物品标识规范、数量配备合理、位置摆放固定，可有效减少员工取放物品的时间，及时发现过期及性能不完好的物品，从而保障安全，提高工作效率。

3．常整顿的实施关键

（1）定名：对物品进行规范标识。

（2）定量：根据日常用量，合理设置各类物品的数量。

（3）定位：根据使用频率和大小，设置物品的摆放位置并固定。

4．常整顿的方法

（1）设定规范的物品标识并统一张贴方式。

（2）通过标识的颜色对物品分类，如药品为蓝色、物品为绿色。

（3）根据物品的数量和体积选择储存方式及合适容器，容器尽量透明可视。

（4）对可移动物品，如治疗车、医疗移动仪器等进行划线定位。

（5）设定合理的物品基数，定期盘点及清理。

（6）根据先进先出的原则，对效期管理的物品设定合适的取拿方式，如后进前出、左进右出、上放下取等。

5．常整顿的典型实例

存放物品的地方责任到人（图1-1-3），物品划线定位（图1-1-4）。

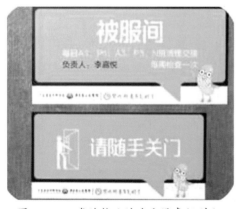
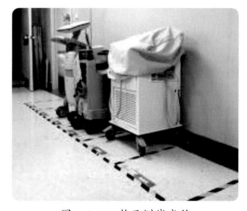

图1-1-3　存放物品的地方设责任到人　　　　图1-1-4　物品划线定位

 常清洁

1．常清洁的概念

常清洁是对物品和区域定期进行有规律的清洁和维护，使环境、物品、仪器及设备保持清洁状态。

2．常清洁的作用

通过常清洁，使环境、物品等无灰尘、无污垢、无垃圾，减少院内交叉感染，保持环境整洁明亮。

3．常清洁的实施关键

（1）划清负责区域：对污物间、办公室、治疗室、病床、床头柜等需要清洁的区域及其物品进行区域划分。

（2）责任落实到人：设定清洁责任人，列举实施人及督察人的姓名。

（3）制定岗位指引：制定清洁时间及频率，规范清洁工具（拖把、毛巾、扫帚等）及清洁方法（湿拖、干拖、消毒液的配置、毛巾使用后的处理等）。

（4）定期进行全面大清扫，尤其注意设备带、墙角及门后等隐蔽场所。

（5）物品尽量离地放置，便于清扫。

4．常清洁的典型实例

病房走廊和消毒毛巾的清洁情况如图1-1-5和图1-1-6所示。

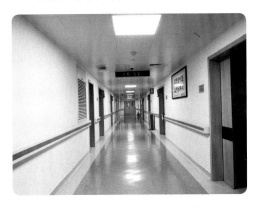 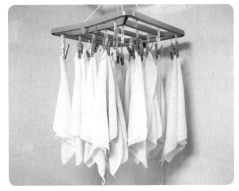

图1-1-5　整洁干净的病房走廊　　　图1-1-6　晾晒整齐的消毒毛巾

四 常规范

1．常规范的概念

常规范是指持续、反复地开展常组织、常整顿及常清洁活动，通过制定制度及督导管理，督促员工严格执行标准及规范，帮助员工建立现场管理的良好习惯。

2．常规范的作用

通过常规范，保持常组织、常整顿、常清洁后取得的效果，人人严格遵守和执行，维持和强化工作现场整齐干净及井然有序的状态。

3．常规范实施的关键

（1）认真落实和重复常组织、常整顿及常清洁。

（2）推行去门、透明等可视化管理及颜色管理。

（3）制定检查方法和评价标准，形成统一的执行规范。

（4）建立责任区，责任到人。

（5）部门负责人需经常巡查，督促员工严格执行规范。

（6）制定奖惩制度，表彰先进，树立典型。

4．常规范的典型实例

规范洗手法标准操作如图1-1-7所示。

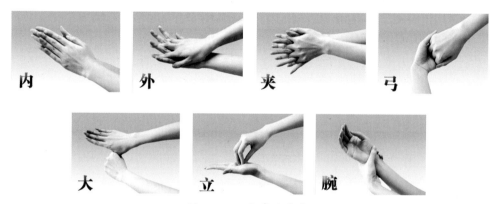

图1-1-7　七步洗手法

五　常自律

1．常自律的概念

常自律是指在现场无人监督的情况下，员工自觉主动地执行常组织、常整顿、常清洁和常规范。

2．常自律的作用

通过常自律，倡导员工严格遵守规范要求，主动参与管理，自觉维护工作秩序，形成和谐的团队氛围及高效的管理文化。

3．常自律的实施关键

（1）坚决、彻底推行常组织、常整顿、常清洁和常规范，持续巩固成果。

（2）加强培训，使员工充分理解五常法管理标准和规范。

（3）定期组织专项检查，督促员工严格执行五常法管理标准和规范。

（4）鼓励员工成为他人的学习榜样。

（5）运用醒目的标语及图片，培养员工常自律的工作习惯。

（6）经常开展现场评比、经验交流及模范表彰等激励活动。

4．常自律的典型实例

工作责任到人（图1-1-8）及下班前五常法管理提醒（图1-1-9）。

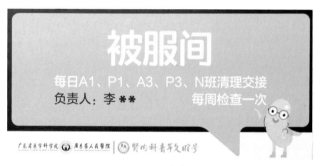

图1-1-8　工作责任到人

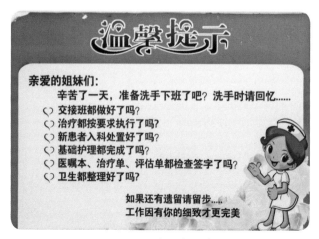

图1-1-9　下班前五常法管理提醒

第二节 医院五常法管理实施的意义

一 医院五常法管理可保障安全

通过标识颜色区分内服药、外用药和毒麻药，设置"看似""听似""多规""高危""易混淆"等药品警示，提醒员工注意特殊药品，减少用药错误事件发生；设置"小心地滑"警示牌、氧气瓶"烟火勿近"警示牌、"紧急出口"及"消防疏散"示意图，指引员工在发生意外时快速应对。

二 医院五常法管理可提高工作效率

医院五常法管理通过对物品、药品、仪器及设备实施分类、分层管理，并进行定名、定量及定位，使常用物品易取、易放、易找，可有效缩短员工取用物品时间，提高工作效率。

三 医院五常法管理可提升医院形象

通过开展医院五常法管理，医院环境整洁明亮，物品放置井然有序，标识指引清晰具体，展示出医院的文明程度及管理水平，有利于提升医院的外部形象。

四 医院五常法管理可形成良好的医院文化

医院五常法管理倡导员工严格执行标准及规范，鼓励全员参与医院管理，帮助员工养成自律、慎独、主动的工作习惯，形成良好的工作素养及医院管理文化。

第二章
医院五常法管理
的组织实施

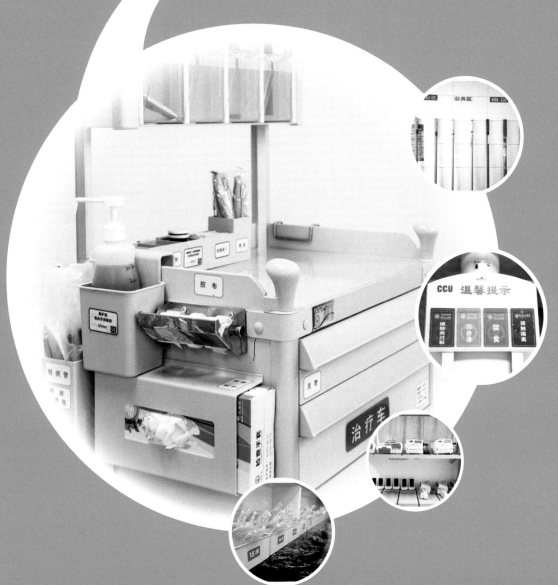

第一节 医院五常法管理的组织架构

 组织设定

1. 成立医院五常法管理委员会

医院五常法管理的有效推进，有赖于一个强有力的管理组织。在医院，护理人员往往承担了大量的部门管理工作，如物品领用、药品清点、卫生监督及仪器管理等，因此由护理部牵头、部门主任及科室护士长为主要成员的医院五常法管理委员会最为常见。医院五常法管理委员会负责制定医院五常法管理活动的实施原则，指挥并把控全局。

2. 建立医院五常法管理小组

医院五常法管理委员会下设管理小组，负责制定具体实施方案及管理标准，并定期督导相关事项的落实及协调等。根据工作经验及部门需求来选拔小组成员，一般由科长、护士长或组长承担。

3. 成立医院五常法管理工作小组

各个部门成立五常法管理工作小组，负责执行有关物品、药品、环境、设备、仪器等医院五常法管理要求，并对部门成员予以培训及督导。

人员选定

1. 医院五常法管理委员会主任及委员

医院五常法管理委员会的主任一般由部门的主要负责人兼任，如护理部主任、总务处处长或药学部主任等，充分体现高层领导的重视和决心；委员一般由质量委员会成员兼任。

2. 医院五常法管理小组组长及组员

医院五常法管理小组组长一般选择组织能力强、具有丰富医院五常法管理经验的人员如科室护士长或科长担任;小组成员由各部门推荐或自荐,经医院五常法管理委员会审核后择优录取。

3. 医院五常法管理工作小组成员

医院五常法管理工作小组成员由各部门的科长、科主任、护士长或医院五常法管理联络员担任。

第二节　医院五常法管理的推行步骤

医院实施五常法管理，一般包括宣传动员、标准制定、组织培训、部门试点及全院推行五个步骤。

一　宣传动员

医院相关部门组织召开员工动员大会，由五常法管理委员会主任亲自主持，介绍医院五常法管理的实施意义及预期效果，动员全体员工主动积极参与。

二　标准制定

医院五常法管理小组根据病区、药房、门诊及行政等部门特点，制定各类物品五常法管理的实施原则及内容，规范标识的颜色和类别，并统一标识的张贴方式。

三　组织培训

医院五常法管理工作小组对员工进行相关知识培训，详细介绍五常法管理的重要性、实施要求、标准、方法，帮助全体员工树立医院五常法管理意识，掌握实施方法。

四　部门试点

选择护士长执行能力较强、管理问题较多的科室作为试点部门，实施后可以快速有效地展现医院五常法管理的成果。

五　全院推行

根据试点部门实施经验，在各部门推行医院五常法管理，将其纳入质量检查范畴，定期进行评比和考核。

第三节　医院五常法管理的长效机制

医院通过标准建立、管理督导、专项评比及经验推广等措施，建立长效管理机制，使五常法管理成为医务人员的自觉自律行为，形成良好的医院管理文化。

一　医院将五常法管理纳入质量检查范畴

根据治疗室、冰箱、急救车、药品、物品及仪器等管理要求，相关职能部门制定五常法管理实施标准，纳入质量检查范畴，检查结果计入部门绩效考核。实施三级质控，各科室日常自查，五常法管理小组随机督查，医院质控人员定期检查，根据检查结果提出建议并及时整改。

二　组织五常法管理评比活动

医院定期组织五常法管理专项评比活动，通过科室报名、部门推荐及现场检查，挖掘出一批在环境改善、物品放置、管理创新等方面有突出表现的科室，授予"五常法管理示范科室"称号并挂牌，营造良好的五常法管理氛围。

三　组织五常法管理经验交流

根据质控检查及专项评比结果，医院定期组织五常法管理经验交流会，推荐优秀部门的管理人员进行经验介绍，相互交流，互相借鉴，共同提高。

四　推广优秀的五常法管理做法

管理部门将优秀的五常法管理做法纳入标准范畴，在全院推广实施，达到成效最大化的管理效果。

第四节　医院五常法管理的方法

一　标准化管理

1. 标准化管理的概念

标准化管理是指在实践操作中，对重复性的事件，通过制订、发布和实施统一的执行标准而获得最佳秩序和效益。通过标准化，可以把员工所积累的技术及经验以文件的方式保存并同质化实施，不同的员工执行相同的操作，效率和品质差异不大，可避免因个别人员流动而导致整个技术及经验流失。

2. 标准化管理的要求

（1）目标导向明确，显示具体措施和预期效果。

（2）用词准确，避免抽象、模糊。

（3）多使用图和数字，具体、量化。

（4）密切结合临床实践，可操作性强。

3. 标准化管理的推行要点

（1）优先选择发生频率较高、影响程度较大的项目。

（2）清晰描述标准化管理的具体实施方法。

（3）明确列举各部门的责任及任务。

（4）坚决执行标准，避免半途而废。

（5）持续改进，使标准越来越完善。

4. 标准化管理实例

医务人员分级防护指引的标准化管理如表2-4-1所示。

表2-4-1　广东省人民医院医务人员的分级防护指引

防护级别	使用情况	防护用品									
		外科口罩	医用防护口罩	防护面屏或护目镜	手卫生	乳胶手套	工作服	隔离衣	防护服	工作帽	鞋套
一般防护	普通门（急）诊、技诊、普通病房医务人员	+	−	−	+	±	+	−	−	−	−
一级防护	发热门诊与感染科医务人员	+	−	−	+	+	+	+	−	+	−
二级防护	进入疑似或确认经空气/飞沫传播疾病患者安置地或为患者提供一般诊疗操作	−	+	±	+	+	+	±★	±★	+	+
三级防护	为疑似或确认患者进行产生气溶胶操作时	−	+	+	+	+	+	−	+	+	+

注："+"应穿戴的防护用品；"−"不需穿戴的防护用品；"±"根据工作需要穿戴的防护用品；"±★"为二级防护级别中，根据医疗机构的实际条件，选择穿隔离衣或防护服。

二　颜色管理

1. 颜色管理的概念

颜色管理是将颜色附着在管理上，也称色彩管理，对地面、墙壁、管线、设备、器具等物品标识颜色，使员工易于辨识、比较及理解管理的重点。

2. 颜色管理的适用范围

（1）物料管理：用颜色区分不同管道标识，如尿管为黄色、胃管为绿色、中心静脉导管为蓝色；以颜色区分不同区域的拖把标识，办公室为蓝色、公共区为黄色、病区为绿色。

（2）设备管理：设备带气体监测箱以颜色区分，如氧气指示为蓝色、负压指示为黄色、空气指示为红色；设备状态提示牌中，运行状态为绿色、待机状态为黄色、故障检修为红色。

（3）文件管理：护理人员的手册以颜色区分不同层级，N1为绿色、N2为红色、N3为黄色、N4为蓝色。

（4）安全管理：设置药品警示标识，高危药品为红色、毒性药品为黑色。

（5）现场管理：以不同颜色划线定位各种物品放置，如灭火器为红线、投票箱为绿线、微波炉为黄线。区域通道以不同颜色区分，通向住院部为红色、通向门诊为蓝色。楼层指引中，当前楼层为红色、其他楼层为蓝色。

3. 颜色管理的注意事项

（1）颜色统一，同类物品采用相同颜色。

（2）保持颜色的鲜艳，维持视觉效果。

（3）必要时加以看板，具体说明不同颜色代表的类别。

（4）避免滥用，删除不必要的颜色管理。

4. 颜色管理实例

用颜色区分不同区域的拖把（图2-4-1），用颜色区分不同层级护理人员的手册（图2-4-2）。

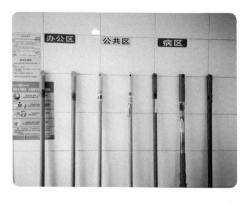

图2-4-1　颜色区分不同区域的拖把

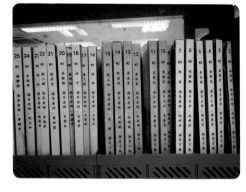

图2-4-2　颜色区分不同层级护理人员的手册

三 分层管理

1．分层管理的概念

分层管理是根据物品大小和使用频率实施分层放置，方便取用。

2．分层管理的原则

（1）使用频率高的物品随车携带，放在工作现场或操作台中间区域。

（2）使用频率较低的物品，放在区域顶端或底端。

（3）偶尔使用的物品和非必需物品及时清理，用时才领取。

3．分层管理实例

物品分层管理如表2-4-2、图2-4-3和图2-4-4所示。

表2-4-2　治疗室物品分层管理实例

使用程度	物品使用频率	举例	存放管理
低	1年都没使用	哌替啶	及时清理，用时领取
较低	7~12个月中使用	锁穿管	靠近治疗室顶端的抽屉
中	1~6个月中使用	口腔护理包	工作现场或操作台中间区域上（下）位置
较高	每天/每月使用	30mL注射器	工作现场或操作台中间区域
很高	每时使用	留置针	随车携带

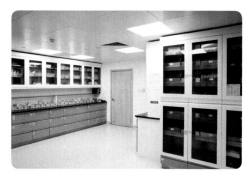

图2-4-3　治疗室物品分层放置

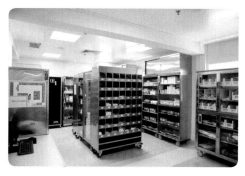

图2-4-4　手术室库房物品分层放置

（四）目视管理

1. 目视管理的概念

目视管理是利用形象直观、色彩适宜的视觉感知信息，如表格、图形、数据、颜色等，对工作现场进行管理，使所有员工看得见管理的要求和意图，一目了然地发现异常状态和问题。

2. 目视管理的常用方法

（1）使用颜色对物品进行标识。

（2）采用图片作为操作指引。

（3）按照数字顺序标明检查步骤。

（4）实施透明化设置，一目了然。

（5）采取去门管理，方便拿取。

3. 目视管理实例

目视管理常用于文件夹按数字顺序定位放置（图2-4-5）和治疗柜透明化设计（图2-4-6）。

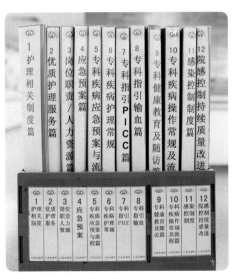

图2-4-5 文件夹按数字顺序定位放置

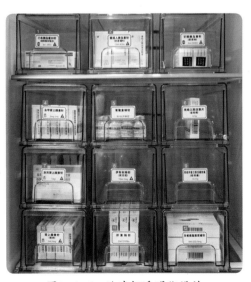

图2-4-6 治疗柜透明化设计

五 看板管理

1. 看板管理的特点

看板管理通过设置看板，将工作内容、目标、要求等要素明确列举在看板上，使员工一看就懂，便于互相知晓、沟通及监督，增强工作的透明度、可视化、直观化。

2. 看板管理的适用范围

（1）通知公告：设置公告栏，张贴会议通知、竞赛公示及招聘信息等。

（2）排班情况：设置交班看板，登记当天值班的医生、行政人员、水电维修工人及其他应急人员。

（3）药品基数：设置科室常用药品基数表，方便药品管理员及时进行药品清点，防止药品过期及遗失。

（4）护理看板：设置重点护理看板，列举患者目前存在的重点问题，方便值班护士及时关注患者的相关情况。

（5）病房门牌：在病房门口设置门牌，公示病区主任、护士长、管床医生及责任护士。

3. 看板管理实例

看板管理常见于人员排班情况（图2-4-7）和重点护理看板（图2-4-8）。

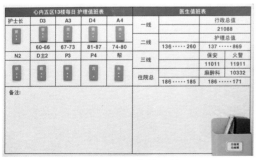
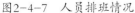

图2-4-7 人员排班情况

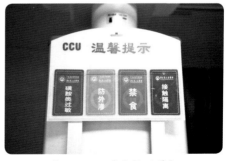

图2-4-8 重点护理看板

第五节 医院五常法管理实施的常见问题及解决方法

一 常见问题

1. 对医院开展五常法管理认识不到位

部分员工对医院开展五常法管理的实施意义及作用认识不到位，认为开展五常法管理就是简单打扫卫生、张贴标识；有些管理者也认为医院开展五常法管理等同于开展大扫除，安排几个人手即可完成，敷衍了事，未认真落实。

2. 医院五常法管理流于形式

由于常组织、常整顿及常清洁阶段给业务繁忙的临床科室增加了工作量，在常规范及常自律阶段投入大量的人力、物力但成效不显著，部分部门仅在标识上做文章，不注重物品分类、整理的内涵管理；医院督查时，检查者也只是关注标识是否规范、卫生是否落实等表面工作，导致医院五常法管理流于形式。

3. 缺乏实施医院五常法管理的恒心

医院五常法管理是一项长期工作，必须坚持不懈地抓紧、抓实、抓好，才能充分发挥其作用。某些部门在实施初期热情高涨，但由于未建立良好的长效机制，随着工作量显著增加、改进难度逐步加大、实施效果不显著、改进问题反复存在等原因，最后医院五常法管理不了了之。

4. 认为医院五常法管理只是管理者的事情，参与度不够

有些员工认为医院实施五常法管理只是管理者的事情，非管理者不需要了解和掌握其内容和实施要求，有事找管理者即可，因而其参与积极性不强。

5. 医院五常法管理常见问题实例

常见问题如输液架的灰尘较多（图2-5-1）和仪器房的物品杂乱（图2-5-2）。

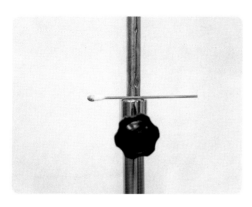

图2-5-1　灰尘多的输液架

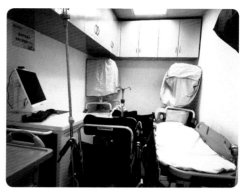

图2-5-2　杂乱的仪器房

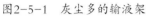 解决方法

1．选择合适的时机推行

在医院推行五常法管理过程中，选择合适的推行时机非常关键，比如科室成立初期，病房装修或改造时，科室暴露出明显的安全隐患迫切需要整改时，五常法管理实施的阻力最小，效果也最为显著。

2．注重五常法管理内涵建设

当五常法管理推行到一定的阶段，实施效果难以进一步凸显，管理者要引导员工注重五常法管理内涵建立，比如充分考虑物品放置与取用便利、储存方法合理、分类管理清晰，让员工能全程体会到五常法管理的优势及成效。

3．根据质量改进情况，及时调整实施标准

随着临床诊治环境的变化及管理规范的修订，物品及药品的存放数量和放置要求可能改变，当原有方案不能满足临床工作的管理需求，管理人员应及时调整五常法管理实施标准。

4．持之以恒，不遗余力

院领导、职能处室及临床科室的管理人员在推行医院五常法管理中，需要持之以恒、不遗余力地重视、推动和实施，才能长期有效维持管理效果。

第三章
医院部门五常法管理
及实例精粹

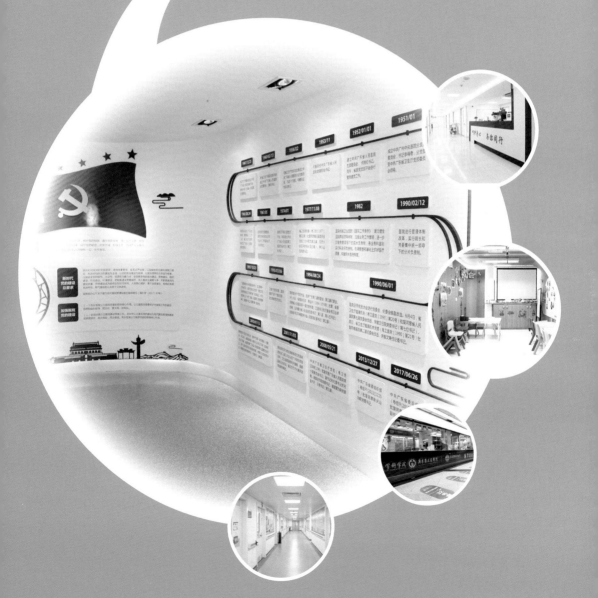

第一节　行政部门五常法管理及实例

一　行政部门五常法管理要求

1．常组织

（1）实施区域管理。根据功能需要，合理设置办公区、会议室、示教室、资料室、党建室等区域。

（2）办公物品分类分区放置。根据办公物品的使用频率或用途进行分类分区，尽量遵循同类物品同区域或临近放置的原则，如教学资料区、质控资料区、满意度调查资料区等。

（3）定期对各区域进行整理，整理必需物品，清除非必需物品。

2．常整顿

（1）对各类物品进行标识，标签为绿框白底黑字。

（2）物品定位放置。根据物品的使用频率及便利性，合理设置物品的存放位置和摆放方法，并张贴标识定位，使用后的物品及时归位。

（3）选用合适的储存柜存放。根据办公物品的性质、形状及储存数量，选择合适的文件柜或文件盒存放，如文件夹、文件盒较大，竖立放置于文件柜或办公台，笔、装书钉、夹子、回形针等小物件选用分层透明小盒子存放于抽屉中。

（4）根据使用需求，合理设置办公物品存放数量，并及时补充。

3．常清洁

通过建立清洁责任区，每位员工负责相应区域的清洁或督导，对办公桌、书架、文件柜等区域定期进行清洁和维护，并及时清除过时文件。

4．常规范

办公物品无混放、乱放及错位现象，采取透明化、去门及颜色管理。

5．常自律

倡导上班、下班前五分钟行五常法管理，整理办公室各类物品，归位放置，定期督导。

🔳 行政管理部门五常法管理特点及典型实例

行政管理部门五常法管理实例见表3-1-1。

表3-1-1　行政管理部门五常法管理实例

项目	管理特点	典型实例
党建室	①色彩体现党建文化特色 ②光线明亮 ③地面干净，室内整洁	
办公室	①物品摆放整齐有序 ②透明玻璃设置，增加可视度 ③张贴房号及部门，标识醒目	

（续表）

项目	管理特点	典型实例
会议室	①桌椅摆放整齐，及时归位 ②环境整洁，无杂物	
公告栏	①设置公告专栏 ②活页磁铁式放置，方便取拿 ③及时清理过期公告	
办公桌	①物品摆放整齐有序 ②环境整洁、美观	
文件柜	①分类放置 ②摆放整齐 ③专人管理	

（续表）

项目	管理特点	典型实例
文件夹	①竖立放置 ②标明编号，依次放置 ③侧面标识文件名称 ④采用颜色区分不同类别	
文件盒	①竖立放置，摆放整齐 ②侧面标识文件名称 ③采用颜色区分类别	
办公书籍	①竖立放置 ②标明编号，依次放置	
会议提醒牌	设置"会议中"提醒牌	

项目	管理特点	典型实例
部门工作计划看板	①项目内容介绍 ②负责科室 ③项目负责人 ④目前进度展示	
办公休闲角	①绿色植物装饰 ②小物件摆设	

第二节　普通病区五常法管理及实例

一　普通病区五常法管理要求

1. 常组织

（1）实施区域管理。根据医疗功能，合理设置病房、治疗室、护士站、库房、污物间、更衣室、办公室等区域。

（2）物品分类放置。根据物品的种类或用途进行分类，尽量遵循同类物品同区域或临近放置，如药品、无菌物品、一次性物品等。

（3）物品分层放置。根据物品的使用频率进行分层放置，使用频率高的物品放在治疗车上随车携带，或者是工作现场及操作台中间区域。使用频率较低的物品，放在区域顶端或底端。偶尔使用的物品和非必需物品及时清理，用时才领取。

（4）定期对各区域进行整理，清除非必需物品。

2. 常整顿

（1）规范标识及张贴位置。对物品标识进行规范，针剂及口服药品为蓝框白底黑字，外用药品为红框白底黑字，剧毒药品为黑框白底黑字，其他物品为绿框白底黑字。同一种物品张贴位置统一。

（2）物品定位放置。根据物品的使用频率及便利性，合理设置物品的存放位置并予以标识，对经常搬动的物品如治疗车、仪器等必要时进行划线固定。

（3）选用合适的容器存放。根据物品的性质、形状及储存数量，选择合适容器存放，体积大、用量多的物品采用大容器，体积小、用量少的物品采用小容器。

3. 常清洁

通过建立清洁责任区，每位员工都负责相应区域的清洁或督导，对物品、物面及地面定期进行清洁和维护。

4. 常规范

物品及时归位和补充，无混放、乱放及错位现象，并采取透明化及颜色管理，方便取放。

5. 常自律

倡导下班前五分钟进行五常法管理，固化工作职责，定期进行五常法管理督导。

二　普通病区五常法管理特点及典型实例

（一）普通病区区域

普通病区区域五常法管理实例见表3-2-1。

表3-2-1　普通病区区域五常法管理实例

项目	管理特点	典型实例
护士站	①可视化，视野开阔 ②物品分类、分区域放置 ③护士台整洁无杂物 ④光线明亮	
病房走廊	①通道顺畅，无障碍物 ②设有扶手 ③灯光明亮 ④地面清洁、干燥	
病房	①床单元整洁，物品摆放合理 ②设备带功能完好，标识清晰 ③灯光柔和，灯具标识清晰 ④地面清洁、干燥	

（续表）

项目	管理特点	典型实例
治疗室	①区域规划合理 ②物品分类、分区域放置 ③台面干净无尘 ④地面清洁、干燥 ⑤光线明亮，灯具标识清晰	
库房／储物间	①物品放置整齐有序 ②设置分隔柜分类放置 ③患者衣物按码数依次放置 ④地面干净无障碍物	
处置间	①区域规划合理 ②医疗废物、医疗垃圾及生活垃圾分类放置 ③设清洁池／洗污池 ④各类标识规范清晰	
污物间	①拖把分区域悬挂 ②污洗池干净无杂物 ③小毛巾分条悬挂晾干 ④污物分类放置	

（二）护士站

普通病区护士站五常法管理实例见表3-2-2。

表3-2-2　普通病区护士站五常法管理实例

项目	管理特点	典型实例
护士站	①患者一览表清晰 ②台面整洁，物品摆放有序 ③病历车定位放置 ④资料、表单及文件放置合理	
患者信息一览表	①病区动态：标明住院人数、入院人数 ②患者信息：标明姓名、性别、住院号 ③护理级别：一级护理为红色，二级护理为绿色 ④患者性别区分：男性头像为蓝色，女性头像为红色	
病历车	①病历车：定点放置，病历车定位标识用蓝底白字，车上的病历夹定位标识用蓝底白字 ②病历夹：病历夹正面包含科室及床号，侧面床号用蓝底白字	
工作一览表	①病区动态：入院/出院/转入/转出 ②病情提醒：病重/病危/一级护理 ③排班信息：管床医生/值班护士/总值班等 ④检查信息：检查项目及患者 ⑤重要电话：消防电话/二线电话	

（续表）

项目	管理特点	典型实例
表单柜	①定点存放 ②表单分类、分隔放置 ③表单名称统一整齐 ④表单类别采用不同颜色	
各种资料归置	①分区定点存放文件夹、文件盒、书籍等 ②竖立放置，方便拿取 ③统一侧面标识 ④注明资料编号	
文件夹	①竖立放置 ②标明编号，依次放置 ③采用颜色区分不同类别 ④侧面标识文件名称	
文件盒	①竖立放置 ②颜色区分类别 ③侧面标识文件名称	

（续表）

项目	管理特点	典型实例
温馨 提示牌	①饮食情况提醒 ②治疗项目提醒 ③工作落实提醒 ④患者病情提醒	
排班表	①含姓名、工龄、职称、班次及假期等 ②用不同标志表明职能信息，护士长标红色圆形，高级责任护士标红色正三角形，责任护士标黑色菱形，轮班护士标黑色圆圈，进修护士标黑色五角星等	
病区 公告栏	①医院管理告示 ②科室近期通知 ③健康讲座通知 ④陪护服务指南 ⑤社会援助信息	
住院指南	①介绍患者入院流程 ②介绍患者出院流程 ③介绍护理服务宗旨	

（三）治疗室

普通病区治疗室五常法管理实例见表3-2-3。

表3-2-3　普通病区治疗室五常法管理实例

项目	管理特点	典型实例
治疗室	①物品、药品及仪器分区域放置 ②分类、分层放置 ③采用透明化、去门管理 ④拍照片或设置平面图提示 ⑤采用合适容器存放	
治疗台	①各类物品分类、分层放置 ②设置功能区域，如摆药区、加药区、口服药区、消毒用品区，今日补液区、明日补液区、临时口服药存放区、其他物品放置区	
无菌 物品柜	①标识为绿框白底黑字 ②根据物品数量大小，采用合适容器存放 ③容器定位放置 ④分类分层放置	
补液柜	①标识为蓝框白底黑字 ②分类、分层定点放置 ③设定基数，量化管理 ④设置斜坡，前取后拿	

（续表）

项目	管理特点	典型实例
药品放置柜	①标识为蓝色边框，白底黑字 ②标明药品名称、剂量 ③分类、分隔定点放置 ④设定基数，量化管理 ⑤标注特殊药品	
仪器设备柜	①标识为绿边白底黑字 ②柜门为透明化玻璃 ③仪器统一方向摆放	
区域/物品责任管理	①划分责任区域 ②设定管理责任人 ③定期组织整顿清洁	冰箱负责人：***　补液负责人：*** 无菌物品负责人：***　外用药物负责人：*** 针剂负责人：***　办公室负责人：***

1．一次性/无菌物品柜

一次性/无菌物品柜五常法管理实例见表3-2-4。

表3-2-4　一次性/无菌物品柜五常法管理实例

项目	管理特点	典型实例
物品柜	①可视化管理 ②标识为绿框白底黑字 ③分类、分隔定位放置 ④采用合适的容器存放 ⑤遵循先进先出原则	

（续表）

项目	管理特点	典型实例
物品标识	标识为绿框白底黑字	
存放容器	根据物品数量、大小采用合适容器存放	
物品取放标识	①透明化目视管理 ②先进先出，标明取放顺序	

2．药品放置柜

药品放置柜五常法管理实例见表3-2-5。

表3-2-5　药品放置柜五常法管理实例

项目	管理特点	典型实例
注射药品柜	①标识为蓝框白底黑字 ②分类放置，设普通药／高危药／避光药存放位置 ③分隔定位放置 ④先进先出 ⑤设置基数，量化管理 ⑥标注特殊药品	

（续表）

项目	管理特点	典型实例
口服药品柜	①标识为蓝框白底黑字 ②标明有效期 ③分类定位放置 ④编号并依次放置 ⑤设置基数，量化管理 ⑥特殊药品做好警示标识	
外用药品柜	①标识为红框白底黑字 ②分类放置 ③分隔定位放置 ④先进先出 ⑤设置基数，量化管理	
补液柜	①标识为蓝框白底黑字 ②斜坡设置，先进先出 ③分类定位放置 ④设置基数，量化管理 ⑤选用合适的容器存放	
分隔补液篮	①标识为蓝底白字 ②标明床号，每床使用一个补液篮 ③分隔设置，每格放一组补液	

（续表）

项目	管理特点	典型实例
今日补液放置区	①标识为蓝底白字 ②标明床号，每床使用一个补液篮 ③盛放液体的篮子为蓝色	
明日补液放置区	①标识为蓝底白字 ②每床一篮 ③盛放液体的篮子为黄色	

3. 仪器放置柜

仪器放置柜五常法管理实例见表3-2-6。

表3-2-6　仪器放置柜五常法管理实例

项目	管理特点	典型实例
仪器放置柜	①标识为蓝框白底黑字 ②对仪器进行编号管理 ③按照编号顺序定位放置 ④连接线妥善固定并悬挂	
仪器放置柜台面	①分类划线分隔 ②一格一台	

（续表）

项目	管理特点	典型实例
仪器连接线	①理顺仪器连接线 ②采用魔术贴固定 ③悬挂在挂钩上	
仪器功能提示牌	①正常时挂"正常使用"牌，绿底白字 ②故障时挂"故障停用"牌，红底白字 ③标明报修电话	

（四）病房

普通病区病房五常法管理实例见表3-2-7。

表3-2-7　普通病区病房五常法管理实例

项目	管理特点	典型实例
床单元	①床单元整洁 ②设备带标识清晰 ③门牌标识管床医务人员 ④地面清洁干燥 ⑤灯光明亮，标明灯管位置	
设备带	各标识清晰，如氧气接口、负压接口、压缩空气接口、床头灯、呼叫铃、电源插座	

（续表）

项目	管理特点	典型实例
病房温馨提示	①分隔定位放置 ②标明护士长及管床护士 ③级别护理标识，一级护理用红色，二级护理用绿色 ④其他护理工作温馨提示	
病房门牌	①床号 ②科室主任 ③科室护士长 ④管床医生 ⑤责任护士	

（五）储物间

储物间五常法管理实例见表3-2-8。

表3-2-8　储物间五常法管理实例

项目	管理特点	典型实例
储物间	①标识为绿框白底黑字 ②衣服,被服及棉胎等分类、分层放置 ③去门管理，方便取拿 ④地面清洁、干燥	
衣服类	①上衣、裤子分类放置 ②按尺码依次排放	

（续表）

项目	管理特点	典型实例
被服类	①标识为绿框白底黑字 ②大单、中单、床罩、枕套分类放置	
棉胎类	①标识为绿框白底黑字 ②棉胎、空调被、枕芯、气垫/防水垫分类放置	

（六）处置间

处置间五常法管理实例见表3-2-9。

表3-2-9　处置间五常法管理实例

项目	管理特点	典型实例
处置间	①标识为蓝底白字 ②分类、分区、分层放置 ③划线定位 ④地面清洁、干燥	
供应室物品回收	①标识为蓝底白字 ②物品分类定点放置，如包布类、碗钳类、其他类	

（续表）

项目	管理特点	典型实例
采血试管架	①标识为蓝底白字 ②将采血试管架按床号分隔放置，架内标识为白底黑字 ③在试管架正面粘贴收集时间表	
垃圾污物	①标识蓝底白字 ②粘贴医疗废物标识 ③损伤性垃圾、医疗垃圾、生活垃圾按照标识定位放置	

（七）污物间

污物间五常法管理实例见表3-2-10。

表3-2-10　污物间五常法管理实例

项目	管理特点	典型实例
污物间	拖把及毛巾、垃圾、其他物品等，分类定位放置	
拖把及毛巾	①拖把实施颜色管理，办公区为蓝色、公共区为蓝色、病区为红色 ②小毛巾逐条悬挂晾干	

（续表）

项目	管理特点	典型实例
垃圾放置	①标识为蓝底白字 ②分类定位放置 ③划线管理	
其他物品放置	①标识为蓝底白字/红底白字 ②病房、公共区及办公区水桶分开放置 ③污衣袋、空输液袋及空瓶、其他物品等按标识定位放置	

（八）更衣室

更衣室五常法管理实例见表3-2-11。

表3-2-11　更衣室五常法管理实例

项目	管理特点	典型实例
工作服	①挂钩式悬挂 ②定人定位	
工作证	①设立存放袋 ②分隔放置 ③定人定位	

（续表）

项目	管理特点	典型实例
工作鞋	①划线管理 ②定人定位	
更衣柜	①定人定位 ②设立小物品存放盒	

（九）配餐室

配餐室五常法管理实例见表3-2-12。

表3-2-12　配餐室五常法管理实例

项目	管理特点	典型实例
茶水间	①布置文化墙 ②水杯柜去门管理 ③桌椅整齐归位	
科室文化墙	①展示员工风采、科室活动剪影等 ②活页式设计	

（续表）

项目	管理特点	典型实例
水杯	①分隔放置 ②定人定位	
其他物品	消毒柜、微波炉、冰箱等定位放置	

第三节　儿科病区五常法管理及实例

一　儿科病区五常法管理要求

1．常组织

（1）实施区域管理。根据儿科特点，合理设置功能区域，除具备普通病区必备的功能区域外，还设有病区门禁、患儿活动区、患儿玩具房、病房学校、游戏辅导师工作室等区域。

（2）物品分类、分区放置。对于患儿玩具、图书等，已使用及未使用的需分开放置。

（3）定期对各区域进行整理，清除非必需物品，及时更新残旧物品。

2．常整顿

（1）规范标识及张贴位置。标识采用卡通图案，宣教板及张贴标识时须考虑患儿的身高，尽量采取嵌入式，避免患儿碰撞。

（2）物品定位放置。遵循就近、目视、易取的原则放置物品，必要时柜子外面张贴物品存放平面图。

（3）选用合适的存放空间。供患儿使用的物品避免存放在玻璃材质的储物柜，以防玻璃破碎发生意外。

3．常清洁

（1）对物品、物面及地面定期进行清洁和维护。

（2）对患儿已接触使用的玩具、图书等，需清洁消毒后方可再次使用。

4．常规范

（1）物品及时归位和补充，无混放、乱放及错位现象。

（2）根据儿科工作特点，制作各种指引、流程及温馨提示。

5．常自律

（1）自觉维护工作环境，及时归位各类物品。

（2）固化下班前五分钟行五常法管理工作模式，养成良好习惯。

（3）定期进行医院五常法管理督导。

二 儿科病区五常法管理特点及典型实例

儿科病区五常法管理实例见表3-3-1。

表3-3-1　儿科病区五常法管理实例

项目	管理特点	典型实例
儿科病区入口	①色彩鲜艳 ②设立门禁	
护士站	①可视化无遮挡，视野开阔 ②高度与儿童身高相宜 ③台面圆角设计，避免磕撞	
病区走廊	①宽敞明亮，无障碍物 ②墙面配以卡通图案，设有扶手 ③地面清洁、干燥	

项目	管理特点	典型实例
健康宣教板报	①无框式设计，融入墙体 ②卡通式图案	
儿科病房	①床单元整洁，物品摆放合理，床品以温馨卡通图案为主 ②病床高度与儿童身高相宜，床栏间距窄 ③设备带功能完好，标识清晰 ④灯光柔和，灯具标识清晰 ⑤地面清洁、干燥	
新生儿监护单元	①监护台分干区、湿区 ②湿区放置消毒液、注射用水等 ③干区放置听诊器、手套等	
"鸟巢"式监护床	①卡通式图案床罩 ②"鸟巢"式设计	

（续表）

项目	管理特点	典型实例
新生儿监护床护理标识	①标明床号 ②标明护理重点 ③标明患儿体位	
科室安全警示	①陪护管理要求 ②防跌倒警示	
儿童活动区	①卡通图案，色彩鲜艳 ②配儿童桌椅 ③配多媒体电视机 ④图书柜，以儿童读物为主	
玩具房	①消毒和未消毒分开放置 ②分类、分框放置	

（续表）

项目	管理特点	典型实例
病房学校	①灯光明亮，图案卡通 ②配备课桌及凳子 ③设置作品展示区	
功能区标识	卡通图案，标明名称	
窗花	卡通图案	
导管固定胶布裁剪指引图	①胶布裁剪图 ②固定方法 ③胶布规格 ④适用范围 ⑤注意事项	

项目	管理特点	典型实例
患儿衣服	①卡通图案 ②根据儿童身高分为 1~5 码	
患儿被服	①卡通图案 ②柔软棉质	

第四节　急诊科五常法管理及实例

一　急诊科五常法管理要求

1. 常组织

（1）实施区域管理。急诊科设置有预检分诊处、诊断抢救中心、留观区、输液区、专科诊间、急诊手术室、发热门诊等区域。

（2）诊断抢救中心紧邻急诊留观区，设有多个入口，包括工作人员通道、患者通道、应急通道等，患者通道为单向通道门，便于患者疏散、及时抢救。

（3）发热门诊相对独立，设有独立的诊间、就诊区域，配置隔离防护装备，并张贴各项防护注意事项，提醒患者及家属做好个人防护。

（4）设立胸痛中心、卒中中心及急救绿色通道，实现急诊科、住院部及技诊科室之间一体化的快速转运。

2. 常整顿

（1）使用彩色条块设置路标及地标，如发热门诊、急诊分诊处、胸痛及卒中中心为红色，诊断抢救中心、门诊输液室、急诊输液室为黄色，普通门诊、检验科室为绿色。

（2）根据患者病情轻重等级，采用颜色进行分区。"红区"为濒危和危重区，收治Ⅰ级和Ⅱ级患者；"黄区"为急症区，收治Ⅲ级患者；"绿区"非急症区，收治Ⅳ级患者。

（3）急救物品及仪器分区域定位放置，设120急救物品放置区、监护仪放置区、除颤仪放置区等，张贴定位标识和划线管理。

（4）输液区域根据就诊人群特点采用颜色划线标识，儿童输液区为粉色，成人区为红色，青霉素输液区为蓝色，轮椅区为黄色。

3. 常清洁

建立清洁责任区，分配每位员工负责相应区域的清洁或督导。

4．常规范

公示及张贴各项急诊就诊、缴费、输液及检查流程，指引患者及其家属快速就诊、缴费、取药及治疗。

5．常自律

倡导下班前五分钟行五常法管理，固化工作职责，定期进行五常法管理督导。

二 急诊科五常法管理特点及典型实例

急诊科五常法管理实例见表3-4-1。

表3-4-1　急诊科五常法管理实例

项目	管理特点	典型实例
急诊分诊台	①可视化，视野开阔 ②胸痛、卒中分诊处用红色标识 ③台面整洁无杂物 ④设盲人通道	
分区诊治	①Ⅰ级红区：濒危患者 ②Ⅱ级红区：危重患者 ③Ⅲ级黄区：急症患者 ④Ⅳ级绿区：非急症患者	
密切观察区	①标识黄色 ②划线管理	

（续表）

项目	管理特点	典型实例
急诊就诊区	①设叫号显示屏 ②设候诊人数显示屏 ③配候诊椅 ④配自助服务终端	
候诊人数显示屏公示内容	①科室名称 ②当前患者 ③候诊队列 ④候诊人数	
就诊诊间	①专科名称，标识为蓝底白字 ②诊间编号，标识为蓝底白字 ③候诊人员分级情况 ④收费、取药提醒	
诊断抢救中心	①出入门编号管理 ②门禁管理	

（续表）

项目	管理特点	典型实例
特诊室	①独立区域 ②根据需求配备轮椅等设备	
急诊输液区	①成人输液区为红色 ②儿童输液区为粉色 ③青霉素注射区为蓝色 ④轮椅区为黄色	
地面标识	①采用彩色条块设置地标 ②分诊处、胸痛、卒中中心为红色 ③诊断抢救中心、输液室为黄色 ④普通门诊为绿色	
急诊就诊指引	①防跌倒提醒 ②分级、分区、分流提醒 ③急诊就诊流程提醒 ④急诊候诊须知 ⑤急诊缴费取药指引	

第五节　手术室五常法管理及实例

一　手术室五常法管理要求

1．常组织

（1）根据洁净程度，手术室划分为三个区域和三个通道。三个区域为限制区、半限制区和非限制区，其中限制区包含无菌手术间、无菌辅料准备间，半限制区包含急诊手术间、消毒室，非限制区包含更衣室、污物处理间、办公室；三个通道为患者通道、工作人员通道及污染通道。

（2）手术间及库房物品分类、分区、专柜放置，设置无菌包放置区、洗手衣放置区、缝线放置区、腔镜放置区、消毒液放置区等。

（3）定期对各区域进行整理，清除非必需物品。

2．常整顿

（1）规范标识及张贴位置。对物品进行标识，如针剂及口服药品为蓝框白底，外用药品为红框白底，物品为绿框白底；标识张贴位置统一。

（2）对储物柜、衣柜、鞋柜、手术间、专科仪器进行编号管理。

（3）做好特殊标识，如具有防辐射功能的手术间张贴"防辐射"标识、半限制区路标标识为橙色条，限制区为绿色条。

（4）根据手术物品的使用频率及专科特点，合理设置物品的存放位置，如每天使用的仪器置于手术间定位放置，经常使用的仪器置于仪器间外侧，偶尔使用的仪器置于仪器间内侧，方便取放。

（5）各类物品选用合适的容器存放，如手术常用一次性物品置于手术间壁柜；无菌器械、布类等大件物品置于不锈钢层架；部分手术用物成套置于塑料框内，整套取用。

（6）设置缝线、吻合器、穿刺针等物品的存放数量并建立目录。

3. 常清洁

通过建立清洁责任区，每位员工都负责相应区域的清洁或督导，对物品、物面及地面等定期进行清洁和维护。

4. 常规范

（1）根据手术使用需求，及时补充，无混放、乱放及错位现象。

（2）根据手术要求及医生喜好，建立各类专科手术用物准备模板。

（3）制定仪器使用指引，指引员工规范操作。

（4）设置库房物品放置平面图，指引员工准确取放物品。

5. 常自律

坚持每天使用五常法管理，加强自检自控，人人按规章制度办事，自觉养成良好习惯。

二 手术室五常法管理特点及典型实例

手术室五常法管理实例见表3-5-1。

表3-5-1　手术室五常法管理实例

项目	管理特点	典型实例
护士站	①半限制区 ②敞开式，视野开阔 ③物品分类、分区放置 ④护士台整洁无杂物	
更衣室	①鞋柜设置在非限制区，更衣室为半限制区 ②室内与室外鞋分开放置 ③鞋柜、衣柜编号管理 ④地面清洁、干燥	

（续表）

项目	管理特点	典型实例
手术走廊	①设立醒目走向指引 ②颜色管理：半限制区为橙色，限制区为绿色 ③通道顺畅，无障碍物 ④光线明亮，地面清洁、干燥	
刷手间	①洗手液分类放置 ②墙上标有洗手标准流程图 ③洗手台整洁无杂物 ④地面清洁、干燥	
手术区	①手术间门口标识统一编号 ②具有防辐射功能的手术间张贴"防辐射"标识 ③各手术间门上设有观察窗 ④光线明亮，地面清洁、干燥	
手术区指引	①指向区域名称，蓝底白字 ②粗箭头指向	

（续表）

项目	管理特点	典型实例
关门提示	①标识为蓝底白字 ②张贴在门把手上方	
开关指引	①标识为蓝底白字 ②标注感应／门控／照明开关	
液体管理	①设置液体专柜 ②定位、定量 ③整齐摆放	
药品	①设置药品专柜 ②分区域放置，高危药品为红色，普通药品为蓝色 ③摆放整齐	

（续表）

项目	管理特点	典型实例
无菌物品	①用合适收纳盒，不同型号物品分类放置 ②标识为绿框白底黑字 ③不同容器定位管理	
外用药	①分类分隔 ②摆放整齐 ③先进先出	
设备带接口	①规范标识，绿底黑字 ②颜色管理，负压为黄色、笑气为蓝色、空气为黑色、氧气为白色	
仪器	①分类定位放置 ②制作仪器使用指引 ③张贴操作流程微信二维码 ④设置仪器交接登记本	

（续表）

项目	管理特点	典型实例
仪器按键	①标识为白底绿字 ②标注关键参数提醒	
仪器 操作指引	详细说明仪器结构、操作流程、基本原理、故障排除等内容	
库房	①专人管理 ②专柜定位放置 ③出入库登记 ④每天清点、每月盘点 ⑤设置库房平面图	
手术包不锈钢专架	①每个手术专包单独放置 ②分类、分层放置 ③架子整洁干净，无杂物 ④架子采用移动式设计	

（续表）

项目	管理特点	典型实例
专科手术物品移动车	①根据专科特点，设置专科移动车，标识为黄底白字 ②移动车物品标识为绿色边框，白底黑字 ③移动式设计	
缝线放置架	①标识为绿框白底黑字 ②分类放置 ③标注缝线型号及编码	
手术用物套餐架	①标识为绿框白底黑字 ②设置套餐用物，使用塑料筐集中放置，整套取用 ③分层放置	
手术吻合钉架	①标识为绿框白底黑字 ②标注吻合钉颜色及型号 ③竖立放置，方便取拿	

（续表）

项目	管理特点	典型实例
手术腔镜架	①标识为绿框白底黑字 ②分类分隔，独立放置 ③统一平放	

第六节 消毒供应中心五常法管理及实例

一 消毒供应中心五常法管理要求

1. 常组织

（1）实施区域管理。合理设置去污区、包装区、灭菌区、无菌物品存放区、生活区等。

（2）物品分类集中放置。根据器械和物品的种类、大小及规格分类分区放置，如器械类、布类、敷料类、一次性物品类等。

（3）分层放置。无菌物品按灭菌时间分层放置，先灭菌的放下层并标识"先发"，后灭菌的放上层并标识"后发"。

（4）定期对各区域进行整理，清除非必需物品。

2. 常整顿

（1）规范标识及张贴位置，标识为绿色边框白底黑字。

（2）对纯水处理设备及物品消毒设备进行编号并登记。

（3）采用不同颜色标明正常值范围、纯水电导率、安全阀、开关等重要信息。

（4）工具车定位放置，划线管理，摆放有序，及时归位。

（5）使用专用灭菌层架分层放置各类灭菌物品。

（6）采用不同颜色设置物流运输车，回收车用绿色，下送车用蓝色。

3. 常清洁

划分责任区域，责任到人，清理各种回收物品，清洁卫生死角。

4. 常规范

（1）设置"报废""返洗""补充基数牌"等辅助标识牌，提醒员工及时处理各类物品。

（2）设置可追溯标识牌，通过扫描标识牌的条形码，全程追踪器械和物品的回收、清洗、消毒、包装、灭菌、发放过程。

（3）制作打包器械图谱，指引员工按照图谱进行打包，减少错漏。

（4）设置臻善阁，及时公布容易出错及重点关注的内容，警醒员工。

（5）设置管理看板，公布每月工作数据及质控分析结果。

5. 常自律

倡导下班前五分钟进行五常法管理，固化工作职责，定期督导。

二 消毒供应中心五常法管理特点及典型实例

消毒供应中心五常法管理实例见表3-6-1。

表3-6-1　消毒供应中心五常法管理实例

项目	管理特点	典型实例
消毒供应中心入口	①通路顺畅，无障碍物 ②灯光明亮，地面清洁、干燥 ③地表指引清晰	
工作人员鞋柜	①标识为蓝底白字 ②分隔放置，每人一柜 ③设有透气缝隙	
物品下送车	①围布为深蓝色 ②固定区域定点放置 ③划线定位管理	

（续表）

项目	管理特点	典型实例
去污区缓冲间	①靠近污物电梯 ②分类、分区域放置	
污物清洗间	①清洗机设有编号 ②污物分类清洗 ③清洗车分层放置物品	
污物清洗架	①清洗架倾斜设置 ②设置卡槽固定物品	
仪器按钮标识	①颜色管理，急停/停止按钮为红色，启动按钮为绿色 ②仪器电导率标识用蓝底白字 ③设置仪器记录本 ④张贴维修人员联系电话	

68

项目	管理特点	典型实例
仪器开关标识	①开关移动式显示 ②开关标识："开"用绿色，"关"用红色	
推车地表划线	①根据推车大小划线 ②及时归位	
精密器械固定盒	①同向放置 ②卡位适中	
专科手术器械打包卡片	①卡片清单式设计 ②卡片上标注器械名称及数量、打包人及核对人、器械包使用问题反馈	

（续表）

项目	管理特点	典型实例
器械打包图谱	①设有打包器械清单 ②器械及物品放置位置，并进行编号 ③备注特殊注意事项	**气管切开包**
器械放置单	①分隔分类 ②同向放置	
可追溯清洗标识牌	①灭菌标识牌为棕色 ②手术器械清洗牌为绿色 ③手术单间框为黄色	
高温灭菌区	①灭菌炉设有编号 ②分类、分框灭菌 ③设有放置车 ④做好灭菌登记	

（续表）

项目	管理特点	典型实例
环氧乙烷灭菌区	①灭菌炉设有编号 ②标明机器运行状态 ③标明仪器操作流程 ④设置登记本，登记物品使用情况	
无菌物品分区存放架	①分层放置 ②分类放置 ③颜色管理	
布类灭菌层架	①分层放置 ②同向放置 ③灭菌信息统一摆放在外侧	
无菌物品存放篮	①按灭菌时间放置，先灭菌物品标识为"先发"，放下层；后灭菌物品标识为"后发"，放上层 ②标明无菌物品名称	

第七节　门诊部五常法管理及实例

一　门诊部五常法管理要求

1. 常组织

（1）实施区域管理，按照区域功能分为门诊大厅、挂号区、收费区、候诊区、诊间等。

（2）物品分类、分区放置，设轮椅放置区、消防物品放置区、便民物品放置区、健康宣教资料放置区。

（3）定期对各区域进行整理，清除非必需物品，更新门诊海报。

2. 常整顿

（1）各区域标识指引清晰，设置区域指引、路标指引、诊间分布指引、楼层索引及专家出诊表等。

（2）物品定位放置。便民箱、候诊椅、共享轮椅、灭火器材、垃圾桶等物品定位放置，诊间物品根据专科需要设置并定点放置。

（3）划线管理，在药房、挂号处、收费处等区域设置等候线和排队线。

3. 常清洁

通过建立清洁责任区，每位员工都负责相应区域的清洁或督导，对物品、物面及地面等定期进行清洁和维护。

4. 常规范

（1）设置诊间用物清单，列举物品名称、数量，专人负责，保持诊间备用状态。

（2）根据就诊人群特点设置候诊区域色调，如儿科门诊采用彩色卡通，妇产科为粉色，其他专科为蓝色。

（3）设置"会诊中""通风中"诊间状态提醒牌。

（4）公示门诊挂号、预约检查等服务指南。

5. 常自律

将医院五常法管理理念贯穿于门诊日常工作中，人人遵守，自检自控，养成良好习惯。

二 门诊部五常法管理特点及典型实例

门诊部五常法管理实例见表3-7-1。

表3-7-1　门诊部五常法管理实例

项目	管理特点	典型实例
门诊大厅	①光线明亮 ②候诊椅分区域放置 ③地面清洁、干燥	
前线服务中心	①前线服务，摆放就诊指南、流程 ②便民服务，摆放雨伞、充电宝等 ③问诊咨询	
自助服务区	①自助预约 ②自助挂号 ③自助缴费 ④检验结果查询	

（续表）

项目	管理特点	典型实例
收费区	①可视化，全透明玻璃 ②对窗口进行编号 ③根据医保类型设置缴费窗口 ④设置等候线及排队线	
诊疗区域指引	①张贴专家出诊表 ②诊间分布指引 ③其他提醒信息	
候诊区域	①候诊椅摆放整齐 ②候诊指引清晰 ③装饰风格符合专科人群特点，儿科用卡通图案设计，妇科用粉色系	
诊间管理	①配置围帘，保护患者隐私 ②诊疗物品分类放置 ③诊室整洁	

（续表）

项目	管理特点	典型实例
接诊台	①电脑、打印机定点放置 ②检查单分类、分隔放置 ③台面整洁干净，无杂物	
医疗物品	①诊疗所有物品固定诊间 ②分类分隔放置	
诊间用物清单	①诊室编号 ②物品名称 ③物品数量	
诊间状态提醒牌	①"通风中"提醒牌 ②"会诊中"提醒牌	

（续表）

项目	管理特点	典型实例
门诊服务指南	①门诊挂号服务指南 ②预约检查服务指引 ③温馨提醒 ④警示信息	
健康宣教栏	①分类、分隔放置 ②专人整理，及时补充	
洗手间	①设女厕、男厕、无障碍洗手间 ②灯光明亮，地面清洁、干燥 ③设置"小心地滑"提醒	

（续表）

项目	管理特点	典型实例
卫生间 工作标准	内容涵盖： ①项目内容 ②质量标准 ③注意事项 ④清洁监督 ⑤工作时间 ⑥工作区域	
洗手间 便民设施	①设烘干机、纸巾、洗手液等 ②照明开关，并张贴标识	
无障碍 洗手间	①设扶手、呼叫铃 ②坐厕	
公告栏	①分类、分隔放置，格板大小统一 ②公告栏透明化设计 ③定期整理，保持公告栏信息的时效性	

（续表）

项目	管理特点	典型实例
共享轮椅	①定点分隔放置 ②设置轮椅固定卡位 ③张贴轮椅使用说明	
便民 工具箱	①定点分隔放置 ②设意见箱、工具箱、宣传手册等	

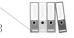
第八节　重症监护室五常法管理及实例

一　重症监护室五常法管理要求

1．常组织

（1）实施区域管理。根据重症监护室特点，设置家属接待室、监护室、治疗室、仪器室、外走廊等。

（2）物品分类、分层放置。监护单元护理功能架分干、湿两区，干区放置监护仪器、设备等，湿区放置消毒液、输液及吸痰等治疗用物。

（3）定期对各区域进行整理，清除非必需物品。

2．常整顿

（1）对物品进行标识并规范张贴位置，如引流管管道标识标明导管名称、时间、长度、签名等，标识张贴位置统一。

（2）设置仪器区域，实施划线管理，定点定位放置，地面上标识标明仪器名称和放置方向。

（3）合理收纳各类物品，采用魔术贴整理导线，采用线路收纳管整理仪器连接线，采用风琴包文件夹收纳各类标识。

3．常清洁

通过建立清洁责任区，分配每位员工负责相应区域的清洁和督导，对物品、物面及地面定期进行清洁及维护。

4．常规范

（1）采用不同颜色标识引流管管道类型，中心静脉置管用蓝色、尿管用黄色、氧气管用紫色、胃管用绿色等。

（2）设置仪器摆放平面图，制作仪器安装及消毒流程卡，指引医护人员对照操作使用。

（3）设置交班看板，列举患者基本信息、特殊病情及护理重点。

5. 常自律

倡导下班前五分钟行五常法管理，固化工作职责，定期进行五常法管理督导。

二 重症监护室五常法管理特点及典型实例

重症监护室五常法管理实例见表3-8-1。

表3-8-1　重症监护室五常法管理实例

项目	管理特点	典型实例
监护室入口	①第一道门禁 ②缓冲间，放鞋套及探视服 ③第二道门禁	
家属接待室	①设置家属与患者沟通的电话、视频设备 ②张贴探视管理要求	
监护室通道	①通道顺畅，无障碍物 ②灯光明亮 ③地面清洁、干燥	

（续表）

项目	管理特点	典型实例
护士站	①可视化，视野开阔 ②物品分类定位放置 ③护士台整洁无杂物 ④设置中央监护显示仪 ⑤光线明亮，地面清洁、干燥	
工作台	①设置收纳增高架 ②分层放置电脑及键盘 ③电线隐形收纳	
护理功能架	①分干、湿两区，干区放置监护类物品，湿区放置治疗类物品 ②各类物品分类定位放置	
温馨提示牌	①过敏信息提醒 ②饮食类别及要求 ③护理重点 ④警示提醒	

项目	管理特点	典型实例
交班看板	①患者基本信息，包括床号、姓名、身高、体重等 ②手术名称 ③跌倒评分 ④压疮评分 ⑤静脉血栓评分 ⑥其他特殊交班 ⑦管床医生及护士姓名	
值班护士牌	①责任护士牌为白底蓝字 ②带班组长牌为白底红字	
仪器管理	①定点放置 ②标识用蓝底白字 ③划线定位	
仪器摆放平面图	①与实物摆放相符 ②根据仪器种类进行颜色区分，如呼吸治疗仪用绿色，水毯式控温仪用蓝色，气压治疗仪用黄色。	

（续表）

项目	管理特点	典型实例
仪器导线	①理顺导线，无缠绕打结 ②采用魔术贴固定 ③起固定作用的魔术贴用颜色管理：有创血压线用红色，心电监护线用绿色，无创血压线用黄色，血氧饱和度线用蓝色	
管道标识收纳盒	①专用收纳盒 ②分类、分盒放置 ③管道类型标识颜色管理：尿管用黄色，胃管用绿色，中心静脉置管用蓝色。	
管道标识内容	①管道名称 ②置管时间 ③置管长度 ④置管人签名	
管道标识张贴规范	①统一纵向张贴 ②不遮掩管道信息	

（续表）

项目	管理特点	典型实例
管道固定胶布	①根据管道类别选用合适的固定胶布 ②根据适用对象的不同，选择合适的固定胶布，尿管固定胶布（右图 a）、中心静脉导管固定胶布（右图 b）、小儿鼻胃管固定胶布（右图 c）、引流管固定胶布（右图 d）、成人鼻胃管固定胶布（右图 e）	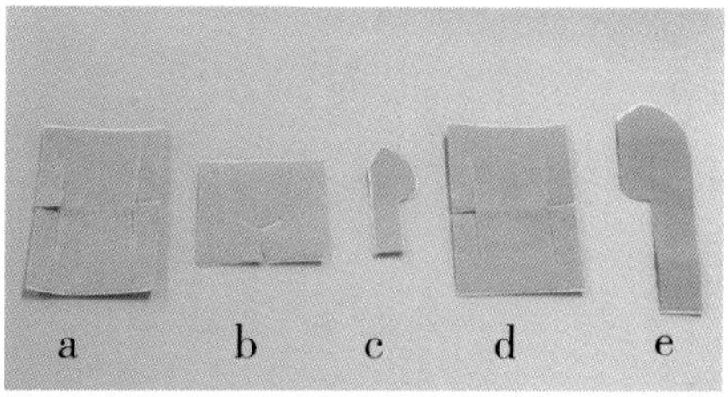
输液管道药物标识	①设置专用收纳盒 ②分类分隔放置 ③颜色区分药物种类，多巴胺紫色，去甲肾上腺素粉色，硝普钠褐色	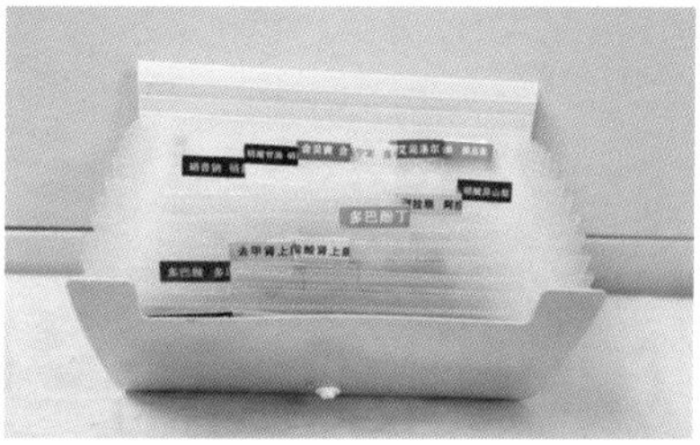
输液管道药物标识	①张贴于延长管上 ②靠近三通接头 ③横向对折张贴	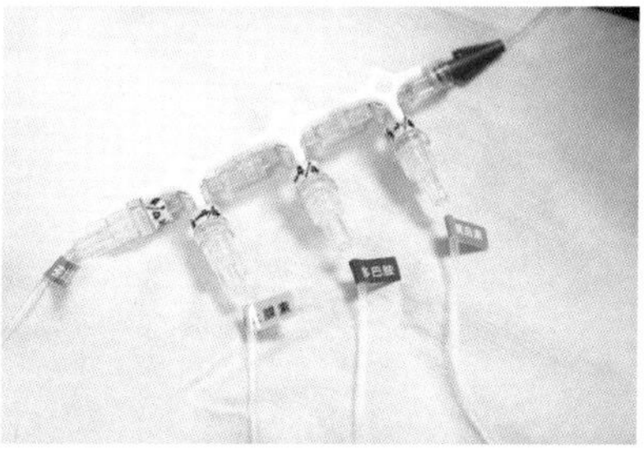
输液管道固定卡槽	①一槽一管 ②管道线路顺畅无缠绕	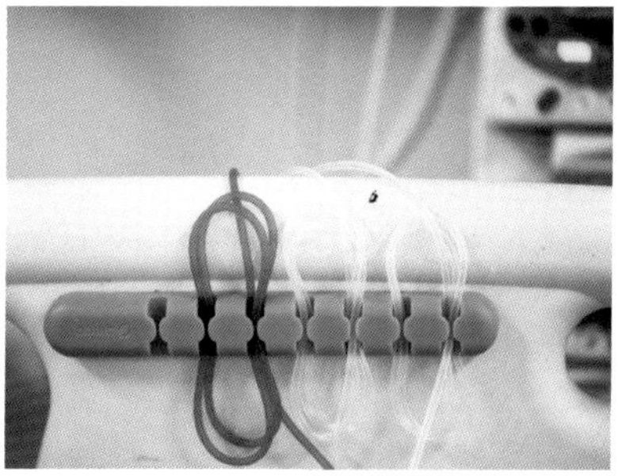

第九节　血液净化中心五常法管理及实例

一　血液净化中心五常法管理要求

1．常组织

（1）实施区域管理。设前台、候诊区、治疗区、库房、水处理区、污物处理区等，其中治疗区又分为阴性区、过渡区、隔离区。

（2）库房分类、分区管理，设置干性库房和湿性库房，分别放置各类透析器及透析液。

（3）定期对各区域进行整理，清除非必需物品。

2．常整顿

（1）各类物品规范标签，并统一张贴位置。

（2）透析机、B超机、体重测量仪等仪器定位放置，编号管理。

（3）设置移动式透析器存放车，放置各种型号透析器，方便取放。

3．常清洁

通过划分区域清洁责任人，分配每位员工维护相应区域，对物品、设备及地面等定期进行清洁、维护及督导，清洁工具标签清晰，专区专用。

4．常规范

（1）透析机状态显示灯采用颜色管理，正常运转用绿色，准备工作用黄色，故障报警用红色。

（2）隔离治疗区采用透明玻璃隔断，方便观察。

5．常自律

坚持每天使用五常法管理，加强自检自控，上下班前五分钟行五常法管理。

② 血液净化中心五常法管理特点及典型实例

血液净化中心五常法管理实例见表3-9-1。

表3-9-1　血液净化中心五常法管理实例

项目	管理特点	典型实例
接诊台	①标识清晰醒目 ②视野开阔，光线明亮 ③台面清洁，物品摆放有序	
候诊区	①标明就诊流程及透析指引 ②设体重测量区 ③设置健康宣教公告栏	
工作人员通道	①地面清洁、干燥，无障碍物 ②设置工作柜，专人专柜，编号管理	
透析治疗区	①分区管理，设阴性区、过渡区、隔离区 ②分组管理	

（续表）

项目	管理特点	典型实例
透析治疗区分组	①标明组别及机位 ②分组标识，蓝底白字	
乙肝隔离治疗区	①用字母"B"标记，红底白字 ②单独区域，透明玻璃隔断	
丙肝隔离治疗区	①用字母"C"标记，黄底黑字 ②单独区域，透明玻璃隔断	
床单元	①床单元整洁，物品摆放合理 ②粉红色床单 ③床单设置枕芯夹层，枕芯置于夹层内，无须使用枕套	

（续表）

项目	管理特点	典型实例
透析治疗机状态显示灯	①正常运转——绿色 ②准备工作——黄色 ③故障报警——红色	
污物间	①设置关门标识，保持污物间门常闭 ②清洁用具成套配置，包括拖把、扫帚、毛巾、浸泡桶	
抹布管理	①单条悬挂 ②颜色管理，污物间用棕色、病床用红色、设备带用黄色、治疗室用蓝色、办公室用绿色	
透析器存放	①分型号分层放置 ②先进先出	

第十节　腹膜透析中心五常法管理及实例

一　腹膜透析中心五常法管理要求

1．常组织

（1）实施区域管理，设前台、候诊区、接诊区、手术室、培训区、污物处理区等。

（2）对腹膜透析液、腹膜透析管等物品实施分类、分区放置。

（3）定期对各区域进行整理，清除非必需物品。

2．常整顿

（1）清晰设置区域指引及路标指引。

（2）根据使用频率及便利性，合理设置物品的存放位置并标识，必要时划线固定。

（3）腹膜透析液、透析管按有效期先后存放，先进先出。

（4）合理设置腹膜透析液、透析管等物品基数，量化管理。

3．常清洁

通过划分区域清洁责任人，分配每位员工维护相应区域，对物品、设备及地面等定期进行清洁、维护及督导，清洁工具标签明显，专区专用。

4．常规范

（1）病历夹采用颜色管理区分患者医保类型，异地医保病历夹为蓝色，本地医保病历夹为灰色。

（2）采用不同颜色标签区分特殊腹膜透析患者，传染病患者用红色，糖尿病患者用绿色，自动化腹膜透析患者用橙色。

（2）文件夹设置目录索引，采用隔页夹标识目录，方便查阅。

（3）资料柜采取透明化管理。

5．常自律

坚持每天使用五常法管理，加强自检自控，上下班前五分钟行五常法管理。

二 腹膜透析中心五常法管理特点及典型实例

腹膜透析中心五常法管理实例见表3-10-1。

表3-10-1　腹膜透析中心五常法管理实例

项目	管理特点	典型实例
导诊台	①标识清晰醒目 ②视野开阔，光线明亮 ③台面清洁，物品摆放有序	
透析中心走廊	①通道顺畅，无障碍物 ②设有扶手 ③灯光明亮 ④地面清洁、干燥	
宣教橱窗	①展示食物仿真模型 ②标明食物名称及营养含量	
专科宣教指引	①宣教上墙 ②图文并茂 ③色彩丰富	

（续表）

项目	管理特点	典型实例
培训区	①配置多媒体电视 ②配置示教模型 ③配置患者资料柜	
患者资料柜	①患者编号管理，根据入组先后顺序编号 ②医保类型分类：异地医保病历夹为蓝色，本地医保病历夹为灰色 ③特殊患者标识：传染病患者用红色，糖尿病患者用绿色，自动化腹膜透析患者用橙色	
资料夹	①设置目录 ②颜色管理 ③设置隔页夹	
腹膜透析液	①恒温箱存放 ②分规格分层放置	

第十一节　药学部五常法管理及实例

一　药学部五常法管理要求

1. 常组织

（1）实施区域管理，设门诊药房、住院药房、中药房、静脉药物配置室、药库等。

（2）按照药品种类、用法及理化性质进行分类、分层存放。

（3）定期对药品进行整理，清除失效药品。

2. 常整顿

（1）规范标识药品名称及规格，普通药品标识为白底蓝框黑字，外用药品标识为白底红框黑字，剧毒药品标识为白底黑框黑字。

（2）设置高警示、精神类、麻醉药、毒性、外用、易混淆等特殊标识。

（3）按药理作用设置药品编码，便于药品盘点及领用。

（4）药品定位放置，设置药品货架号。

（5）选用合适容器存放药品，大剂量口服药拆零后存放于棕色大药瓶中，小剂量以原包装存放。

（6）编号管理，对发药窗口及地面张贴编号，便于患者快速找到取药窗口。

（7）药品按照有效期先后放置，先进先出。

3. 常清洁

设置责任区域，责任到人，对各药架及区域实施专人管理，定期清洁及维护。

4. 常规范

（1）设置药品近效期提示牌、药品多规格提示牌、药品控量提示牌、缺药提示牌，保证药品管理安全、规范。

（2）对药品效期采用颜色管理，药品有效期剩6个月挂黄牌，剩3个月挂红牌。

（3）对所有药架实施去门管理，方便药品取放。

5. 常自律

坚持每天使用五常法管理，加强自检自控，上下班前五分钟行五常法管理。

 药学部五常法管理特点及典型实例

1. 药学部区域

药学部区域五常法管理实例见表3-11-1。

表3-11-1 药学部区域五常法管理实例

项目	管理特点	典型实例
门诊药房	①标明取药窗口及地表编号 ②标注特殊取药窗口	
住院药房	①发放窗口去门 ②药品分类、分层放置 ③设置各科药品发放篮	
配置中心	①配置台进行编号 ②分隔设置	

2. 警示牌及温馨提示

药学部警示牌及温馨提示牌五常法管理实例见表3-11-2。

表3-11-2　药学部警示牌及温馨提示牌五常法管理实例

项目	管理特点	典型实例
药品先用提示牌	药品有效期剩6个月黄牌	
	药品有效期剩3个月红牌	
药品控量提示牌	提示药师该药1个月内用完则缺药	
药品临时缺药提示牌	提示药师因供应等原因引起的缺药	

3. 药学部药品

药学部药品五常法管理实例见表3-11-3。

表3-11-3　药学部药品五常法管理实例

项目	管理特点	典型实例
常规药品标识	①白底蓝框黑字 ②标明药品名称及规格 ③特殊药品标识 ④标注贮存条件及注意事项 ⑤药品编码及条码	**10%氯化钾注射液** Pot. Chloride Ini. 10ml：1g (10%) ▲贮存条件：密闭保存 ★注意事项： 编码：04015
外用药品标识	①白底红框黑字 ②标明药品名称及规格 ③标注贮存条件及注意事项 ④药品编码及条码	**磷酸钠溶液(＊＊)(进)** 外 133ML(实际118ml) ▲贮存条件：遮光，密闭保存 ★注意事项：两岁以下禁用 编码：93526
特殊药品标识	①麻醉药品 ②精神药品 ③毒性药品 ④高警示药品	麻　精神药品　毒　高
易混淆药品标识	①听似标识 ②看似标识 ③多规标识	听似　看似　多规

（续表）

项目	管理特点	典型实例
外用药品 专区	①专区分类、分层放置 ②设置外用标识，红底白字 ③特殊药品标识及药品编码 ④贮存条件 / 注意事项 ⑤药架进行编号 ⑥设置责任管理人	
精神药品 专区	①专柜上锁 ②设置毒 / 麻 / 精神药品标识 ③张贴药品清单	
药架	①分区、分类摆放，设置专区标识 ②药架编号 ③设置责任人	
药品 清单	①药品编码 ②药品名称 ③药品规格 ④特殊标识	

4. 口服药

药学部口服药五常法管理实例见表3-11-4。

表3-11-4　药学部口服药五常法管理实例

项目	管理特点	典型实例
大剂量 口服药柜	①专柜放置 ②采用棕色药瓶 ③以原包装作为药瓶标签	
大剂量 口服药瓶	①以原包装作为药瓶标签 ②标明拆零日期 ③标识批号 ④注明药品数量	
口服药瓶	①药品名称 ②药品剂量 ③瓶盖及瓶身均标识	
口服药 分包机	①药盒及分包机编号一致 ②根据药品数量选择适宜的药盒 ③张贴药码清单	

5. 药品冷藏柜

药学部药品冷藏柜五常法管理实例见表3-11-5。

表3-11-5 药学部药品柜/冰箱五常法管理实例

项目	管理特点	典型实例
药品冷藏柜	①分类、分层定位 ②药品冷藏柜编号 ③标识高危药品 ④张贴使用说明	
药品冷藏柜使用说明	①标明温度调节方法 ②标明使用注意事项	

6. 门诊药房窗口

门诊药房窗口五常法管理实例见表3-11-6。

表3-11-6 门诊药房窗口五常法管理实例

项目	管理特点	典型实例
取药窗口	①配电子屏幕看板 ②取药窗口地面标号 ③发药窗口编号 ④设过敏史提醒牌	
特殊窗口	①麻醉／精神药品专窗 ②急诊专窗 ③儿科专窗	

（续表）

项目	管理特点	典型实例
药物电子宣教栏	①常用药品使用方法及注意事项宣教 ②设置二维码，可扫码观看	

7. 管理制度/流程/手册/书籍

管理制度/流程/手册/书籍五常法管理实例见表3–11–7。

表3–11–7　管理制度/流程/手册/书籍五常法管理实例

项目	管理特点	典型实例
工作流程指引	①发药流程 ②退药流程 ③岗位说明	
书籍管理	①竖立放置 ②书籍编号 ③按编号排列	

（续表）

项目	管理特点	典型实例
文件夹	①竖立放置 ②编号依序放置 ③侧面划线管理 ④侧面标识文件名称	
工作安排一览表	①窗口号 ②工作时间 ③岗位职责 ④人员安排	

第四章
医院专题五常法管理
及实例精粹

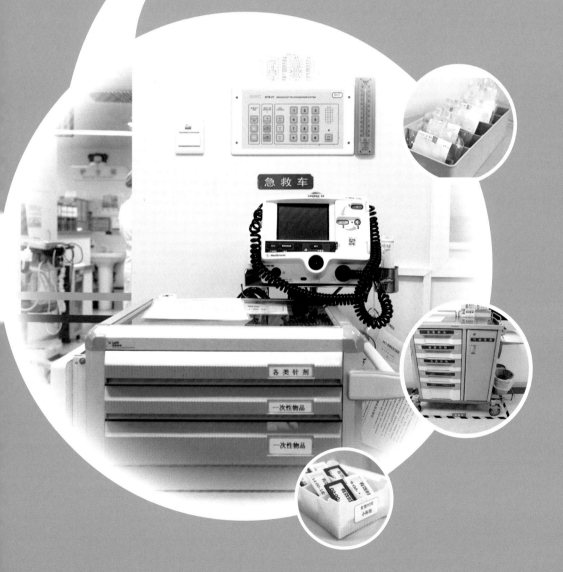

第一节 急救车五常法管理及实例

一 急救车五常法管理要求

（1）急救车定点放置，张贴定位标识，必要时划线管理。

（2）急救车内物品（药品）分类、分层、定量及定位放置。

（3）急救车内所有物品（药品）规范标识，如药品为蓝框白底黑字，物品为绿框白底黑字，定位标识为蓝底白字。

（4）设急救车物品基数表，详细列举所有物品名称、规格、有效期及数量。

（5）设急救车物品的摆放平面图。

（6）设急救车检查登记本，记录每天检查情况。

（7）根据急救车使用频率选择是否封车，封车时须张贴封条。

二 急救车五常法管理特点及典型实例

急救车五常法管理实例见表4-1-1。

表4-1-1 急救车五常法管理实例

项目	管理特点	典型实例
急救车 定点放置	①定点放置，张贴定位标识 ②标识蓝底白字 ③划线管理	

（续表）

项目	管理特点	典型实例
物品 分层放置	①物品根据用途分层放置 ②标识蓝底白字	
物品 分类放置	①物品分类、分隔放置 ②根据物品种类规范标识	
急救车 平面图	①平面图与物品摆放位置相符 ②标明名称及数量	
急救车 药品／物品 基数表	①标明药品／物品名称 ②标明药品／物品剂量 ③标明药品／物品数量 ④标明药品／物品有效期	

（续表）

项目	管理特点	典型实例
急救车 封车标识	①采用封车专用封条 ②注明封车日期 ③注明失效日期 ④经手人员签名	广东省医学科学院　广东省人民医院 **急救车封条** 科　室　pvv 封存日期　2020.4.28 失效日期　2020.6.28 经手人　（签名）
急救车 检查登记本	①标注药品情况 ②标注物品情况 ③标注完好率情况 ④检查人员签名 ⑤质控人员签名 ⑥备注及封车情况	（见下表）

急救车检查登记（规范登记样板） （第1页）

日期 项目	12-30 A班	12-30 P班	12-30 N班	12-31	09-1-1	1-2
药品　过期、变质、字迹不清的药品	无	无	无	无	无	封
药品　基数与实际相符	√	√	√	√	√	条
物品　必备物品齐全	√	√	√	√		完
物品　过期、变质、不符合包装要求的物品	无	无	无	无	无	好
物品　物品功能齐全，处于应急状态	√	√	√	√		
物品　基数与实际相符	√	√	√	√		
急救物品（含药品）完好率100%						
备注					检查后封车	
日检查签名	李妤	沈阳	杨桃	胡朱	马车	白露
周检查签名	钟国（铭）					

备注：检查时符合要求的在相应的位置打"√"或写"无"（见本页），不符合先空白，本班内必须补充完整后在相应空白格上补打"√"或写"无"。

第二节 治疗车五常法管理及实例

一 治疗车五常法管理要求

（1）治疗车定点、定位放置。

（2）合理设置治疗车内、台面、侧面物品及其摆放位置。

（3）根据物品的用途进行分类、分层，同类物品同区域或临近放置。

（4）专人负责，及时补充，保持清洁。

二 治疗车五常法管理特点及典型实例

治疗车五常法管理实例见表4-2-1。

表4-2-1 治疗车五常法管理实例

项目	管理特点	典型实例
治疗车 定位放置	①定点、定位放置 ②定位标识为蓝底白字 ③划线管理	
治疗车 台面	①补液悬挂架定位标识 ②定位消毒用品区 ③定位无菌治疗盘	

（续表）

项目	管理特点	典型实例
治疗车侧面	①止血带 ②抽血针套 ③胶布 ④手套	
治疗车下层	①定位标识放置锐器盒 ②定位标识放置医疗垃圾 ③定位标识放置生活垃圾 ④定位标识放置可回收物品	
物品分类分隔放置	①分类放置，并标识 ②分隔放置，并标识	
治疗车编号管理	①对治疗车进行编号 ②固定班次，责任到人	

第三节　无菌盘有效时间牌五常法管理及实例

一　无菌盘有效时间牌五常法管理要求

（1）设置无菌盘有效时间标识，方便医务人员取用。

（2）采用颜色区分不同时间段，00:00-04:00用红色，04:00-08:00用黄色，08:00-12:00用浅绿色，12:00-16:00用灰色，16:00-20:00深绿色，20:00-00:00用蓝色。

二　无菌盘有效时间牌五常法管理特点及典型实例

无菌盘有效时间牌五常法管理实例见表4-3-1。

表4-3-1　无菌盘有效时间牌五常法管理实例

项目	管理特点	典型实例
无菌盘有效时间牌	①标明"有效时间"字样 ②注明有效时间段 ③标识牌大小适中	
不同时段标识牌	颜色区分不同时段	
标识牌的收纳	收纳盒分隔存放	

第四节 医用冰箱五常法管理及实例

一 医用冰箱五常法管理要求

（1）专用于保存需冷藏的物品及药品，定位、定点放置。

（2）冰箱内物品及药品分区、分层、分隔放置，规范标识。

（3）内置冰箱温度计，储存温度为2~8℃。

（4）设温度监测记录图表，并做好检查、清洁及除霜记录。

（5）设冰箱质控员，专人管理，监控冰箱运行状态。

二 医用冰箱五常法管理特点及典型实例

医用冰箱五常法管理实例见表4-4-1。

表4-4-1 医用冰箱五常法管理实例

项目	管理特点	典型实例
医用冰箱	①分类、分区管理，分药品区、物品区、试管区 ②各类、各区张贴对应标签	
医用冰箱药品区	①分类、分隔 ②规范标识	

（续表）

项目	管理特点	典型实例
冰箱温度计	①使用医用温度计 ②定期检查	
冰箱运行状态牌	①正常状态显示"运行" ②非正常状态显示"检修"	
冰箱管理登记本	①放置于冰箱侧面 ②张贴冰箱管理指引 ③设立登记表	
冰箱温度记录图表	①设冰箱质控员 ②温度检测记录 ③检查人员签名 ④每周清洁，每月除霜 ⑤异常情况报修记录表	

第五节 区域划线五常法管理及实例

一 区域划线五常法管理要求

（1）根据物品大小，合理设置物品存放区域，并划线定位。

（2）划线色条规范，地面采用斑马线，台面采用红实线，污物间采用黄实线。

（3）同一区域放置多种物品时，采用不同颜色划线区分。

（4）物品及时归位，摆放在划线区域内。

二 区域划线五常法管理特点及典型实例

区域划线五常法管理实例见表4-5-1。

表4-5-1　区域划线五常法管理实例

项目	管理特点	典型图例
仪器地面划线	采用斑马线	
柜内仪器划线	柜内台面采用红实线	

（续表）

项目	管理特点	典型图例
急救车划线	①根据急救车大小划定合适区域 ②地面划线用斑马线	
推车划线	①根据推车大小划定合适区域 ②地面用斑马线 ③多个推车注意分隔	
垃圾桶划线	污物间垃圾桶划线用黄色线	
多种物品划线	①根据不同物品划定合适范围 ②多种物品地面线可用颜色区分	

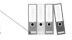
第六节　提示牌五常法管理及实例

一　提示牌五常法管理要求

（1）根据临床需要合理设置提醒牌，如病情提醒、工作提醒、安全提醒等。

（2）采用合适的容器分类、分隔放置。

（3）使用结束后及时归位。

（4）定期清洁及更新。

二　提示牌五常法管理特点及典型实例

提示牌五常法管理实例见表4-6-1。

表4-6-1　温馨提示牌五常法管理实例

项目	管理特点	典型实例
提示牌收纳挂袋	①设置提示牌放置盒，内容包括：饮食情况、治疗项目、护理工作落实、患者病情 ②各提示牌标签清晰，颜色区分	
床边提示牌	①设立提示牌放置盒 ②根据病情需要合理放置提示牌 ③不用时提示牌反面放置	

（续表）

项目	管理特点	典型实例
会议中提示牌	①悬挂或粘贴于门板上 ②提示牌上文字清晰	
护士去向提示牌	①可放置于护士台醒目位置 ②提示牌文字清晰	
安全查对提示牌	①提示牌放置于操作台醒目位置 ②提示牌文字清晰醒目	
玻璃门提示牌	①粘贴于玻璃门中部 ②标识颜色醒目，字迹清晰	

（续表）

项目	管理特点	典型实例
防滑 提示牌	①提示牌置于醒目位置 ②标识颜色醒目，字迹清晰	
下班前 温馨提示牌	①提示牌置于醒目位置 ②标识颜色醒目，字迹清晰	

第七节　设备状态提示牌五常法管理及实例

一　设备状态提示牌五常法管理要求

（1）根据设备运行状态设置运行、待机、检修提示牌。

（2）采用颜色区分，运行状态为绿色，待机状态为黄色，检修状态为红色。

（3）采用转盘式设计，方便快捷。

二　设备状态提示牌五常法管理特点及典型实例

设备状态提示牌五常法管理实例见表4-7-1。

表4-7-1　设备状态提示牌五常法管理实例

项目	管理特点	典型实例
设备状态（运行）提示牌	"运行"提示为绿色	
设备状态（待机）提示牌	"待机"提示为黄色	
设备状态（检修）提示牌	"检修"提示为红色	

第五章

医院五常法管理

改善实例精粹

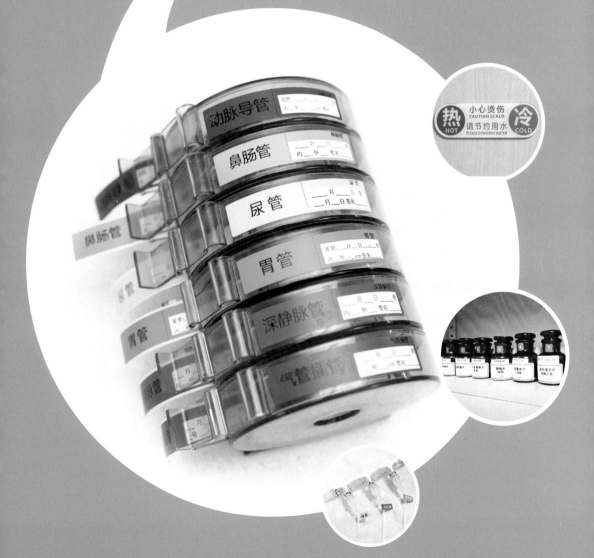

第一节　斜坡台阶防跌倒管理改善实例

● 改善前情况

1．存在不足

医院部分斜坡无安全提示，台阶之间无色差，因地砖颜色较浅易误认为平地，存在跌倒的安全隐患。

2．改善前实例

改善前斜坡无安全提示（5-1-1），台阶之间无色差（图5-1-2）。

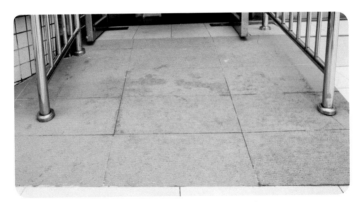

图5-1-1　无安全提示的斜坡

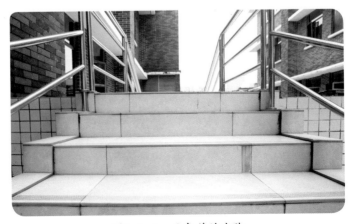

图5-1-2　无色差的台阶

⚖ 改善后情况

1. 改善措施

在斜坡及台阶处放置"小心斜坡""小心台阶"等提醒牌。

2. 改善后实例

改善之后,斜坡增加了"小心斜坡"的色条(图5-1-3),台阶间增加了"小心台阶"的色条(图5-1-4)。

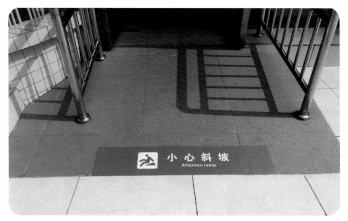

图5-1-3 增加安全提示后的斜坡

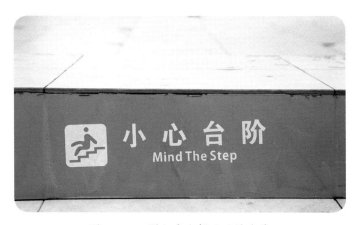

图5-1-4 增加安全提示后的台阶

第二节 化疗药品运输袋管理改善实例

一 改善前情况

1. 存在不足

配置后的化疗药物使用透明密封袋运送，不符合避光的要求；运输袋表面无标识。

2. 改善前实例

改善前无标识的透明密封袋（图5-2-1）。

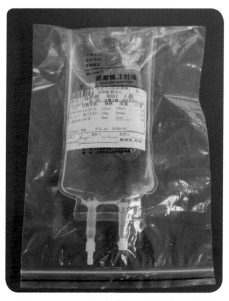

图5-2-1 无安全警示的透明运输袋

二 改善后情况

1. 改善措施

定制专用运输袋，棕色不透明，符合化疗药物避光保存要求；运输袋表面标有"化疗药品""高危药品""注意事项"标识，提醒员工安全运输及使用。

2. 改善后实例

改善后，将无安全警示和透明密封袋改为棕色不透明运输袋，并附有"化疗药品""高危药品""注意事项"标识（图5-2-2）。

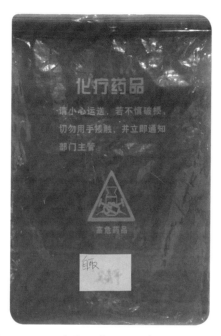

图5-2-2　附有安全警示的棕色不透明运输袋

第三节　手术室仪器连接线管理改善实例

● 一　改善前情况

1. 存在不足

手术室仪器连接线多、线路长，经常存在连接线缠绕打结、散落于地面上的现象，容易造成仪器使用不便、线路被碾压受损和手术通道受阻等问题。

2. 改善前实例

仪器连接线杂乱，缠绕打结（图5-3-1），以及连接线散落在地面（图5-3-2）。

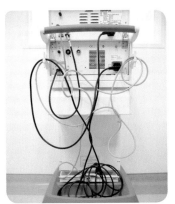

图5-3-1　缠绕打结的连接线

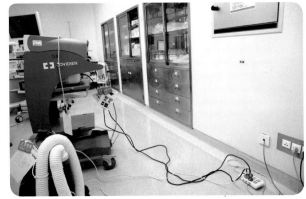

图5-3-2　散落于地面上的连接线

● 二　改善后情况

1. 改善措施

使用线路收纳管，将仪器的所有连接线收纳在管内，避免线路打结；使用半弧形防踩地线槽，将地面上所有连接线收纳在槽内，防滑耐踩。

2．改善后实例

使用线路收纳管将仪器连接线统一整理（图5-3-3），同时用防踩地线槽收纳保护地面连接线（图5-3-4）。

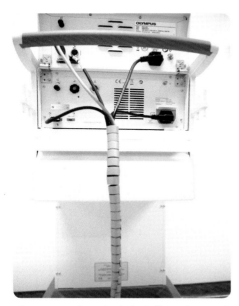

图5-3-3　使用线路收纳管后的仪器连接线

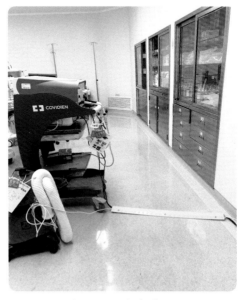

图5-3-4　使用防踩地线槽收纳后的地面连接线

第四节　监护室仪器管理改善实例

● 改善前情况

1. 存在不足

监护室仪器种类多、使用频率高，无定位、无标识；使用后难以归位，容易造成放置混乱、取用不便等情况，影响抢救效率。

2. 改善前实例

仪器放置混乱（图5-4-1），无定位、无标识（图5-4-2），取用不便。

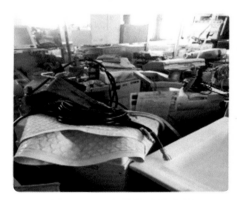　　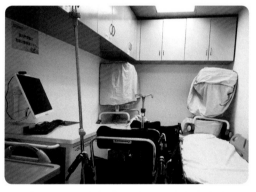

图5-4-1　放置混乱的仪器　　　　图5-4-2　无定位、无标识放置的仪器

● 改善后情况

1. 改善措施

根据仪器大小及使用频率，划分仪器放置区域，实施划线管理，定点定位，地面上标识仪器名称及放置方向，保证仪器有序放置和快速取用。

2. 改善后实例

划分仪器放置区域（图5-4-3），按照仪器使用频率定位标识放置（图
5-4-4）。

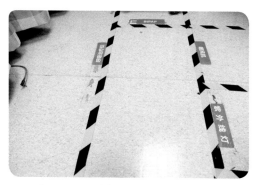

图5-4-3　划线定位的仪器放置区域

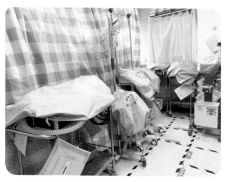

图5-4-4　定位标识放置的仪器

第五节　病区钥匙管理改善实例

一　改善前情况

1. 存在不足

病区钥匙种类多，编号不统一；标签直接贴在钥匙上，容易模糊或脱落，使用时查找困难。

2. 改善前图例

钥匙散乱放置（图5-5-1），无统一编号（图5-5-2）。

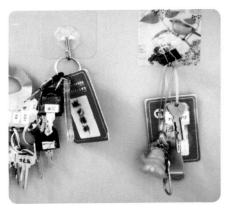

图5-5-1　散乱放置的钥匙

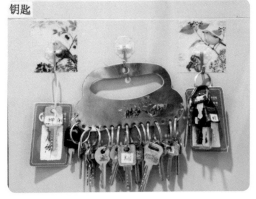

图5-5-2　无统一编号的钥匙

二　改善后情况

1. 改善措施

钥匙根据区域进行分类，如"医疗""病房"等；钥匙盘增加识别牌，标识贴在钥匙盘上，并对钥匙统一编号。

2．改善后实例

钥匙按照区域分类，钥匙盘增加标识牌（图5-5-3），并对钥匙进行统一编号（图5-5-4）。

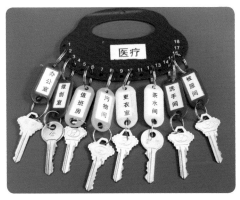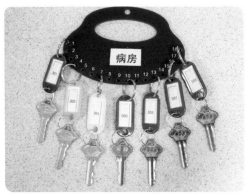

图5-5-3　带标识牌的钥匙盘　　　　图5-5-4　病房统一编号放置的钥匙

第六节　输液篮管理改善实例

一　改善前情况

1. 存在不足

输液篮无分隔，患者当天所有的液体及药品均放入同一篮框内，护士配药时需再次分开核对，增加出错风险，延长工作时间。

2. 改善前图例

输液篮无分隔（图5-6-1），同一个患者所有的液体混放在一起（图5-6-2）。

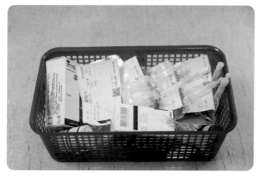 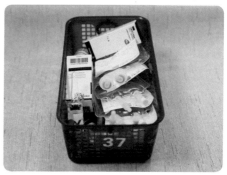

图5-6-1　无分隔的输液篮　　　　　　　图5-6-2　混放的液体

二　改善后情况

1. 改善措施

定制分隔补液篮，同一个患者不同组的液体及药品分隔放置，护士加药时无须再次分开，减少出错风险、缩短工作时间。

2. 改善后实例

采用分隔的输液篮（图5-6-3），分隔放置同一个患者各组液体（5-6-4）。

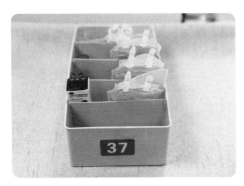 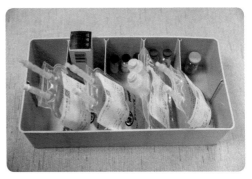

图5-6-3　分隔补液篮　　　　　　图5-6-4　分隔放置的各组液体

第七节　瓶装氧气标识牌管理改善实例

一　改善前情况

1. 存在不足

瓶装氧气标识牌为纸质，不防水；标识牌仅显示有氧或无氧，无法显示余氧量，需检查后手工登记，增加工作量及出错率。

2. 改善前图例

瓶装氧气标识牌没有显示剩余氧气量（图5-7-1），同时使用的纸质氧气标识牌不防水（图5-7-2）。

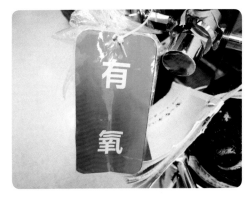 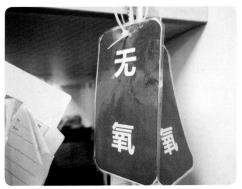

图5-7-1　未显示剩余氧气量的标识牌　　　图5-7-2　不防水的纸质氧气标识牌

二　改善情况

1. 改善措施

定制亚克力材质的氧气标识牌，设置转盘式移动卡槽显示剩余氧气量，并附有剩余氧气预计使用时间对照表，无须检查后登记。

2．改善后图例

采用亚克力材质制作的转盘式氧气标识牌，正面显示剩余氧气量（图5-7-3），背面显示剩余氧气预计使用时间对照表（图5-7-4）。

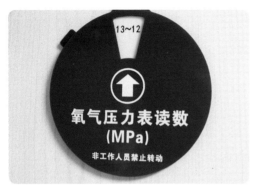

图5-7-3　转盘式氧气标识牌（正面）

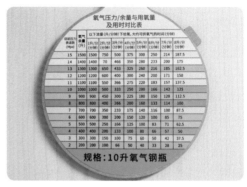

图5-7-4　转盘式亚克力氧气标识牌（背面）

第六章
医院五常法管理
常用标识及评比活动

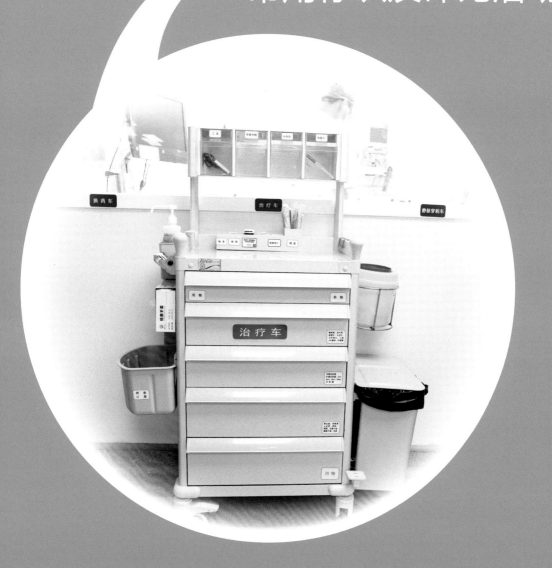

第一节　医院五常法管理常用标识

一　常用药物标识

地塞米松针 易湿潮 1mL:5mg	甲强龙针 易湿潮 40mg	青霉素钠针 易湿潮 160万单位	头孢噻肟钠/ 舒巴坦钠针 3.0g(2:1)
头孢哌酮钠他唑巴坦 钠针（***） 易湿潮 2.5g	曲马朵针 （***） 2mL:0.1g 精神药品	哌替啶针 0.1g 麻	吗啡针 10mg:1mL 麻
氨溴索针 （***） 易湿潮 2mL:15mg	氟比洛芬酯针 （***） 5mL:50mg	盐酸利多卡因针 10mL:0.2g	地西泮针 2mL:10mg 精神药品
维生素 B_6 针 （***） 1mL:50mg	维生素 C 针 2mL:0.5g	10% 氯化钾针 10mL:1g	西咪替丁针 2mL:0.2g
泮托拉唑钠针 （***） 40mg	生长抑素针 （***） 3mg	甲氧氯普胺针 易湿潮 1mL:10mg	昂丹司琼针 （***） 4mL:8mg

二　常用输液标识

0.9% 氯化钠注射液 （生理盐水） 10mL*0.9%	0.9% 氯化钠注射液 （生理盐水） 50mL*0.9%	0.9% 氯化钠注射液 （生理盐水） 100mL*0.9%	0.9% 氯化钠注射液 （生理盐水） 250mL*0.9%
5% 葡萄糖注射液 50mL*5%	5% 葡萄糖注射液 100mL*5%	5% 葡萄糖注射液 250mL*5%	复方氯化钠注射液 50mL*0.9%
10% 葡萄糖注射液 50mL*10%	10% 葡萄糖注射液 100mL*10%	10% 葡萄糖注射液 250mL*10%	甲硝唑注射液 100mL：0.5g
甲硝唑注射液 100mL*10%	乳酸钠林格注射液 500mL	甘露醇注射液 250mL*20%	碳酸氢钠注射液 250mL*5%

三 常用外用药标识

聚维酮碘乳膏 500g	乙醇溶液 60mL*75%	乙醇溶液 500mL*75%
松节油 500mL	抗菌洗手液 500mL	液状石蜡 500mL
免洗手消毒凝胶 236mL	安尔碘 皮肤消毒剂（2型） 60mL*0.05%	安尔碘 皮肤消毒剂（2型） 500mL*0.05%

四 常用物品标识

大 纱	小 纱	输液管
引流袋	文件柜	棉 签
床 单	被 套	枕 套

五 常用定位标识

PICC消毒包	化疗药物外溢包
无菌物品	洗手液
轮 椅	车 床

六 常用文件抽屉柜标识

护士长绩效考核表	科护士长会议记录
业务学习签名表	护理工作计划安排
护理人力现状调查	交叉检查讨论意见

七 常用文件夹及文件盒标识

综合二科 药物说明书

综合二科 患者回访表

综合二科 护士排班本

综合二科 消防安全本

综合二科 护理规章制度

综合二科 应急预案演练

八 常用区域管理责任人标识

冰箱负责人：***	补液负责人：***
外用药负责人：***	办公室负责人：***
无菌物品负责人：***	护士站负责人：***

第二节　医院五常法管理评比活动

一　医院五常法管理评比活动

1．制定医院五常法管理评比活动方案

（1）成立评比工作小组。

（2）制定评比流程，实施片内选拔和全院评比。

（3）制定评比方法。

（4）制定评分标准。

（5）制定奖励办法。

2．发布医院五常法管理评比活动通知

评比方案确定后，及时发布活动通知，明确评比活动的有关要求和时间，鼓励各部门积极开展医院五常法管理工作。

3．实施医院五常法管理评比活动

按照评分标准和评比时间对入选的科室实施评比。

4．公布医院五常法管理评比结果

按照规范、公平、公正的原则，及时公布评比结果，对获奖部门予以奖励。

二　医院五常法管理评比活动示例

2020年广东省人民医院五常法管理评比活动方案

近年来医院环境不尽人意，亟待改善。为营造整洁、舒适、安全的工作环境，提高护士工作效率，护理部拟开展医院五常法管理评比活动。具体方案如下。

（一）成立评比工作小组

组　　长：黄**

副组长：陈**、黄**

成　　员：李**、魏**、卢**、刘**、崔**、杨**

秘　　书：李**

（二）实施医院五常法管理专项改善活动

全院各部门按照医院五常法管理要求，积极开展改善活动，拟于2020年10月进行评比。

（三）组织医院五常法管理评比

1．参评科室选拔

采用自愿报名、片区推荐的形式选出参评科室，大内科、大外科及心血管病研究所3个大片区各推荐3个科室，综合临床片、老年病研究所、肿瘤中心及惠福院区4个中片区各推荐2个科室，手术供应及平洲院区2个小片区各推荐1个科室，共19个科室参加评比。

2．评比方法

评比工作小组现场听取受检部门亮点汇报并实地检查，根据评分标准进行打分，所有评比工作小组的平均分为最终得分。

3．评分标准

科室五常法管理比赛评分标准详细内容见表6-2-1。

表6-2-1　科室五常法管理比赛评分标准表

科室：＿＿＿＿＿＿　　评委：＿＿＿＿＿＿　　考评时间：＿＿＿＿＿＿

考评内容		分值	评分标准	得分
急救车（5分）	急救车整洁、无尘，区域划分合理，基数表内容清楚规范，平面图与实物相符；按《急救车管理规定》和专科要求合理配置物品/药品，所有物品性能完好和药品/物品质量保证，并处于应急状态；规范登记急救车登记本	2	不符合一处扣1分；但有过期物品/药品，或不处于应急状态扣5分，最高扣5分	
	各类标识齐全规范，无手写标签，物品定位、分类放置，同种药品不同有效期分袋放置；抽查1名护士在10~15秒内能正确否取出或放回一种药品或物品	3	不符合一处扣1分；10秒内完成得2分，15秒内完成得1分	

（续表）

考评内容	分值	评分标准	得分
	总原则：药品 / 物品储存须遵循先进先出原则和规范管理。药品不能直接放置地面（当天领回补液临时放置，尽快归位）	2	不符合一处扣1分	
	各种标识：治疗室各类标识齐全规范，符合药学部要求；无手写标签，药品标签名称、剂量正确，须定位、分类放置，区域划分合理 所有储存的药品标签不模糊、不过期、不变色、不受潮、不变质；不能储存非当日或非次日等使用的带床号、姓名的纸塑包装口服药	4	不符合一处扣1分	
药品（15分）	药品储存：药品放置环境整洁、无尘，须符合说明书要求，各类药品开启后须按说明书 / 药学部 / 院感科等要求注明起止时间（超过 1 周的须写年份，眼药水除外）；注射剂及大型输液等药品近有效期 1 个月内的须下架	4	不符合一处扣1分，但有药品过期、变色、受潮、变质每件各扣 2 分，最高扣 10 分	
	基数及其他管理：专科必备的大型输液、普通针剂、外用药须按专科用量设基数上 / 下限，一般常用的只设上限；须按所设上 / 下限或上限管理；第二类精神药品标识规范和有交接登记	3	不符合一处扣1分	
	抽查 1 名护士在 10~15 秒内能否正确取出或放回一种药品，含针剂、口服药、注射液、外用药等	2	10 秒内完成得 2 分，15 秒内完成得 1 分	
医疗物品（15分）	物品储存须遵循先进先出原则和规范管理，所有物品放置环境整洁、无尘，符合各类物品储存要求，无过期物品	5	不符合一处扣1分，但有过期物品每件扣 2 分，最高扣 10 分	
	各类标识齐全规范，无手写标签，须有定位标签并定位、分类放置，区域划分合理	5	不符合一处扣1分	

（续表）

考评内容		分值	评分标准	得分
医疗物品（15分）	专科必备的各类物品须按专科用量设基数上/下限，一般常用的只设上限；须按所设上下限或上限管理；抽查2名护士在10~15秒内能否正确取出或放回一件物品，含无菌物品、一次性物品等	5	不符合一处扣1分；10秒内完成得每人2分，15秒内完成每人得1分	
医用冰箱（5分）	须按《病区医用冰箱管理制度》要求规范管理，区域划分合理，标签齐全规范，药品/物品定位、分类放置，规范登记冰箱温度等，保持整洁	3	不符合一处扣1分	
	药品保存温度与冰箱温度相符，药品/物品不过期、不变质、不受损等；存放的标本符合储存和医院感染控制要求等	2	不符合一处扣1分，但有过期药品/物品每件扣2分，最高扣5分	
设备/仪器（5分）	各种仪器应定位、分类放置，整洁，相关标识齐全、规范；符合强制检查和维修保障要求，按要求规范登记	2	不符合一处扣1分	
	使用中的仪器保持清洁，放置合理，各种相关管道与线路放置有序，不混乱、不拖地，不被患者身体所压	2	不符合一处扣1分	
	抽查1名护士在10秒内能否正确取出或放回一台/件仪器设备	1	10秒内完成得1分	
病区及其环境（40分）	病房各区域划分合理，各区域物品定位、分类放置，有规范定位的标识，并便于取放；无过期物品/药品，无杂物，无乱挂乱贴等现象；各区域环境（含柜、台面和各类车等）整洁舒适，符合医院感染控制要求	18	不符合一处扣1分，但有过期药品/物品每件扣2分，最高扣10分	
	各种提示卡/牌、病房门口标志牌、各种开关等标识齐全规范,有定位意义，使用合理得当	8	不符合一处扣1分	

（续表）

考评内容		分值	评分标准	得分
病区及其环境（40分）	各区域环境安全，用电安全，厕所应急铃正常，逃生通道畅通，无堆放杂物、垃圾和占道，以及通道不洁等；非收垃圾时间，不能将各种垃圾堆放至装污物的电梯的周围	8	不符合一处扣1分；装污物的电梯周围有堆放的垃圾，则扣分至垃圾标签所显示的科室	
	抽查3名护士在10~15秒内能否正确取出或放回一件物品（如无菌物品、一次性物品、日常用品、常用登记本或资料等）	6	10秒内完成得每人2分，15秒内完成每人得1分	
污物间（15分）	污物间分区合理，各种物品、垃圾定位、分类放置，有规范的定位标签	5	不符合一处扣1分	
	清洁工具挂放合理，有相对应规范的标签，污物间无杂物，无乱挂乱贴等现象，须符合医院感染控制要求	5	不符合一处扣1分	
	污物间地面干净、垃圾分类符合要求，各种浸泡用的消毒液配置正确、浓度及浸泡方法符合要求；消毒液余氯登记本和医疗垃圾收送本登记的签名和填写时间须与实际相符等规范管理，无漏项（含医疗垃圾的重量）、无漏签名	5	不符合一处扣1分；如提前登记、签名、或与实际不相符等不合理行为的，不符合一处扣2分	
加分项（5分）	科室的亮点以幻灯片形式展示	5	视亮点情况加0~5分	
考评分（含基础分100分、亮点特色加分5分）合计				

注：病区及其环境包括医生办公室、护士站、治疗室、各种库房、病房、走廊、护士站对面的楼梯间、护士更衣室、护士值班房等区域。

4. 奖励办法

评选出改善效果突出的科室，按照得分高低设一等奖3名、二等奖5名、三等奖11名，获奖科室授予"五常法管理示范科室"称号并挂牌（图6-2-1）。

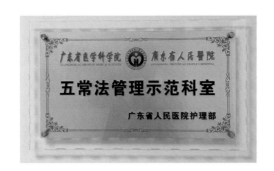

图6-2-1 "五常法管理示范科室"牌

5. 结果公示

2020年广东省人民医院五常法管理评比活动结果公示

为促进全院工作环境的改善，营造整洁、舒适、安全的工作环境，提高护士工作效率，医院于2020年度开展全院五常法管理评比活动。经过初赛，有19个科室进入了决赛，最终评选出一等奖3个、二等奖5个、三等奖11个，特此公示。

一等奖：心内一区、内分泌科、东综合一区。

二等奖：风湿科、妇科、协和一区、心脏重症科、心内四区。

三等奖：手术室、东综合三区、平洲综合二区、普外三区、东病区门诊、淋巴瘤科、儿童血液科、东川门诊、放疗肺二科、危重病监护一科、骨科。

公示时间从2020年11月5日至2020年11月11日止。若有异议，在此期间内电话或书面实名向护理部、纪检监察处反映。

联系人及电话：护理部 陈** 20990

纪检监察处 张** 20871

护理部

2020年11月5日

参 考 文 献

[1] 黄惠根. 护理五常法手册[M]. 上海：第二军医大学出版社，2011.06.

[2] 朱国锋. 建筑企业现场五常法管理实务[M]. 杭州：浙江工商大学出版社，2015. 11.

[3] 朱国锋. 餐饮五常法操作手册（员工用书）[M]. 杭州：浙江工商大学出版社，2013. 11.

[4] 俞平，姚海强. 学校餐饮五常现场管理[M]. 杭州：浙江大学出版社，2008. 11.

[5] 何广明，陈红. 优质管理五常法[M]. 广州：广东经济出版社，2008. 08.

[6] 应瑛，金波娜. "五常法"在ICU抢救物品管理中的应用[J]. 解放军护理杂志，2007，24（9）：69-70.

[7] 陈书盈. CCU实施"五常法"规范管理的实践及效果[J]. 护理管理杂志，2006，6：32-33，35.

[8] 陈肖兰，郭彩云，周莹，等. 引入"五常法"提升重症医学科护理管理质量的实践及效果[J]. 解放军护理杂志，2012，（1B）：53-55.

[9] 刘晓为，许素芃，刘贤团. "五常法"实施对病房管理的效应[J]. 临床医药实践，2010，（3）：144-145.

[10] 肖柳红，钟华苏，黄少萍. "五常法"在病房管理中的应用效果评价[J]. 护理研究，2005，（3A）：444-445.

[11] 黄桂杨，吴勇，唐创业，等. "五常法"在内科优质护理服务病房管理中的应用[J]. 护理研究（下旬版），2014，28（9）：3434-3435.

[12] 李艳敏，李秋屏，黄红友，等. 区域化管理模式在病房五常法管理中的应用[J]. 护理管理杂志，2009，9（7）：59-60.

[13] 李华，钟华苏，卢少萍，等. 五常法在病区环境管理中的应用[J]. 护理管理杂志，2004，4（1）：59.

[14] 诸晓玲. 五常法在泌尿外科病房环境卫生管理中的应用[J]. 健康研究，2013，

　　（6）：477-478，480.

[15] 陈金芳，孙旭晴.影响五常法病区管理深入开展的因素分析[J].浙江创伤外科，2012，17（5）：719-720.

[16] 李冬凤，纪馥芳，陈丽丹."五常法"在无菌物品存放区管理中的应用[J].中国误诊学杂志，2010，10（35）：8663-8664.

[17] 赵玛丽，刘玉馥."五常法"在消毒供应中心设备管理中的应用[J].中国护理管理，2011，11（3）：51-53.

[18] 徐国凤，陈宝艳，周美娜，等.腹腔镜手术器械在消毒供应室的"五常法"管理[J].吉林医学，2014，35（28）：6391-6391.

[19] 薛燕峰，张友平.供应室管理中的五常法[J].中华医院感染学杂志，2004（7）：78-79.

[20] 桂斯卿.实施"五常法"提升护理管理质量[J].护理管理杂志，2004，（9）：48-49.

[21] 丁荣英.实施"五常法"提升护理管理质量[J].天津护理，2008，（3）：165-166.

[22] 李凤娣，欧阳爱冰，周裕梅.实施病区护理五常法管理的效果评价[J].天津护理，2015，23（3）：261-262.

[23] 杨倩.探讨质量控制小组管理模式在手术室护理管理中的应用[J].实用临床医药杂志，2017，21（2）：158-160.

[24] 宋科，周俊英，侯晓丽.五常法在护理管理中的应用体会[J].中国现代药物应用，2015，9（17）：286-287.

[25] 陈迎春.五常法在基层医院护理管理工作中的应用[J].中国误诊学杂志，2011，11（23）：5734.

[26] 麦娴静.五常法在优质服务管理中的应用[J].现代诊断与治疗，2018，29（13）：2164-2166.

[27] 李兴杰，郭伟.急诊科护理的五常法管理[J].检验医学与临床，2013，10（13）：1774-1775.

[28] 胡道艳，程惠玲，吴振会.五常法在院前急救护理管理中的应用[J].现代中西

医结合杂志，2010，19（6）：763-764.

[29] 周海云，肖雷，刘加涛，等. "五常法"在门诊药房规范化管理中的应用[J]. 安徽医药，2014，18（2）：369-370.

[30] 王静舞，魏红梅，赵海霞，等. "五常法"在消化内镜中心管理的应用[J]. 西北国防医学杂志，2016，37（2）：131-132.

[31] 黄晓琴，汪玉霞，张林，等. "五常法"在洁净手术室保洁维护中的应用[J]. 中华医院感染学杂志，2011，21（3）：531-532.

[32] 黄晓琴，汪玉霞，张林，等. "五常法"在洁净手术室保洁维护中的应用[J]. 中华医院感染学杂志，2011，21（3）：531-532.

[33] 曾雪梅，陈媛，陈冰，等. "五常法"在手术室管理中的应用及效果评价[J]. 中国医学创新，2014，11（22）：140-142.

[34] 常后婵. "五常法"在手术室物品管理中的应用[J]. 解放军护理杂志，2004，（6）：73-74.

[35] 罗飞霞. "五常法"在预防和控制手术室院感中的应用效果[J]. 中国医药科学，2015，5（11）：180-182.

[36] 李文姬，卢惠玲，韦南茉，等. 五常法在手术室腹腔镜管理中的应用[J]. 中国护理管理，2005，（3）：52-53.

[37] 白玉萍，马莉，刘淑敏. 五常法在血液净化中心护理管理中的应用[J]. 护士进修杂志，2013，28（1）：52-54.

[38] KANAMORI S, SOW S, CASTRO M C, et al. Implementation of 5S management method for lean healthcare at a health center in Senegal: a qualitative study of staff perception[J]. Glob Health Action, 2015, 8: 27256.

[39] BAKER U, PETRO A, MARCHANT T, et al. Health workers'experiences of collaborative quality improvement for maternal and newborn care in rural Tanzanian health facilities: A process evaluation using the integrated 'Promoting Action on Research Implementation in Health Services'framework[J]. PLoS One, 2018, 13（12）: e209092.

[40] KANAMORI S, CASTRO M C, SOW S, et al. Impact of the Japanese 5S

management method on patients 'and caretakers' satisfaction: a quasi-experimental study in Senegal[J]. Glob Health Action, 2016, 9: 32852.

[41] KANAMORI S, SHIBANUMA A, JIMBA M. Applicability of the 5S management method for quality improvement in health-care facilities: a review[J]. Trop Med Health, 2016, 44: 21.

[42] KAMIYA Y, ISHIJMA H, HAGIWARA A, et al. Evaluating the impact of continuous quality improvement methods at hospitals in Tanzania: a cluster-randomized trial[J]. Int J Qual Health Care, 2017, 29 (1): 32-39.